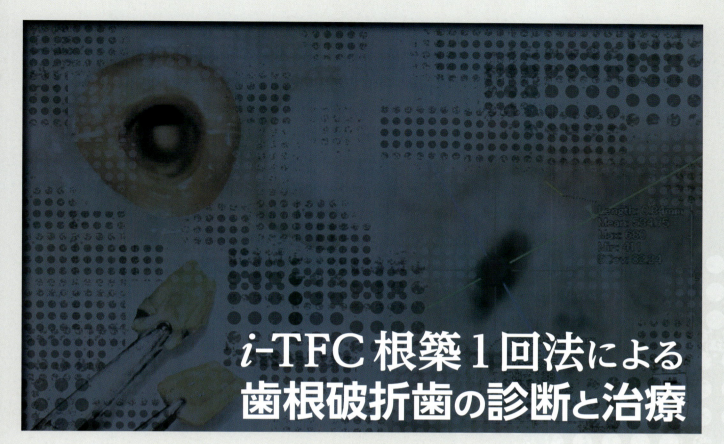

i-TFC根築1回法による歯根破折歯の診断と治療

編著 —— 眞坂信夫
著 —— 福島俊士
　　　　下野正基
　　　　眞坂こづえ

医歯薬出版株式会社

This book was originally published in Japanese
under the title of :

i-TFC Konchiku Ikkaiho niyoru Shikonhasetsushi no Shindan to Chiryo
(Diagnosis and Treatment of the Root Fracture Tooth with the *i*-TFC System)

Editor :

Masaka, Nobuo
Masaka Dental Clinic

© 2016 1st ed.

ISHIYAKU PUBLISHERS, INC.
7-10, Honkomagome 1 chome, Bunkyo-ku,
Tokyo 113-8612, Japan

序

　歯科医師の直接的な使命の第一は，歯を救うことである．予防に努め，確実な治療をなし，以後は定期検診により，長くメインテナンスを行い，生涯を通じてご自身の歯で不自由なく食事を楽しみ，審美面でも良好に社会生活を営める状態を維持していただくことが目標である．

　一方で，抜歯という施術も一つの医療行為である．疼痛や腫脹，感染源となり骨破壊を進行させる保存不可能な歯は抜歯せざるをえない．しかし，その際にはいつも敗北感がつきまとう．これは筆者に限らず，歯科医師共通の思いではないだろうか？

　筆者は今年，喜寿を迎えた．大学院修了後（1972年4月），開業して46年が過ぎた．開業当初は，歯科理工学を専攻したことで，自信をもって歯冠修復治療を行っていた．しかし，10年ほどしてから，精度の追及を厳しく行ったつもりの修復物に脱離や二次齲蝕を経験するようになり，これが嵌合維持力に依存するリン酸亜鉛セメントに対する大きな疑問となった．

　そのような折，1982年2月の歯科理工学会機関紙『DE』の編集会議で，編集長であった増原英一先生から 4-META/MMA-TBBレジン（スーパーボンド）の臨床試験の依頼があり，これが筆者の臨床に大きな恩恵をもたらしてくれた．しかし，これは必ずしも順調な歩みだったわけではない．この接着性レジンは，リン酸亜鉛セメントのシンプルな手順とは異なり，適用条件として順守すべきポイントも多く，また，未知の分野も多くあった．

　そのなかで，病理学的に臨床での疑問を次々に解決して下さった下野正基先生（東京歯科大学名誉教授），そして当時，メタルポスト，従来型セメント全盛であった補綴のなかで，柔軟で精緻な考察で接着を活用した支台築造のシステム化をリードして下さった福島俊士先生（鶴見大学名誉教授），お二人の存在の重さを改めて感じている．その他，多くの臨床医，大学の研究者の方々，そして，製品として開発するメーカーの方々の協力により，接着による根管治療と支台築造法として「i-TFCシステム」ができあがった．

　そして，もう一つの課題が，前述した歯科医療の敗北と感ずる「抜歯を少しでも減らしたい」という思いから始まった歯根破折歯の治療である．接着の可能性を信じて，歯根破折歯の接着治療を手探りで始めてから34年が経ち，当院での治療件数は300症例を超えた．

　CBCT検査やマイクロスコープによる視診で保存可能か否かの診断が的確にできるようになったこと，マイクロスコープ下での根管治療，超音波切削機を用いての破折部の処置，そして根管充填と支台築造を同時に行う「i-TFC 根築1回法」により，2011年以降は，10年維持を目標として施術できるようになった．また，保存可能な症例について，その難易度や施術手順を5つに分類することで，診断や治療方針に悩むことも少なくなった．

　しかし，歯根破折歯の接着治療は自由診療部門である．よりよい歯科医療を維持しようとする時，保険診療のみでは限界がある．さまざまな困難のなかで，仕事への充実感を得るには，受療者の信頼と理解のものとでの自由診療が欠かせない．保険診療と自由診療の併用システム，これを無理なく設定する「一つの鍵」として，若い世代にこの書を届けたい．少しでも，本書が日々の臨床に役立つことがあればと願っている．

　筆者は，当院に通院して下さっている受療者の方々，ともに働くスタッフに恵まれ，この年齢になっても歯科医師として楽しく過ごしていることに大きく感謝している．先にあげたお二人のほかに，編集を手伝っていただいた若林由紀子氏，医歯薬出版の萩原　宏氏をはじめ多くの方々のお力をお借りして本書を上梓できた．ここに感謝の意を表したい．

2016年9月吉日　眞坂信夫

i-TFC根築1回法による歯根破折歯の診断と治療

編著　眞坂信夫　　著　福島俊士　下野正基　眞坂こづえ

CONTENTS

第1編　歯根破折をめぐる問題点とその解決法

第1章　なぜ，いま，歯根破折が問題なのか　10
1. 不適切なメタルポストが歯根破折の主原因―新しい方法への切り替えを！　10
2. 患医双方に利点をもたらす*i*-TFC根築1回法　12
3. 「歯根破折は即抜歯・要補綴」という診断への疑問　13
4. 歯根破折歯治療の前提となること―10年維持する　14
5. 歯根破折予防への取り組み　15

Column ❶　破折即抜歯と言われて ―― 受診者の訴えから　15
Column ❷　補綴装置の連結修復は支台歯の耐久性を上げる―歯根破折歯の治療における単独補綴原則の緩和　　　　　　　　　　　　　　　　　　　　　　　眞坂信夫　16

第2章　歯根破折の原因と今後の対応　18
1. 抜歯の原因　18
2. 歯根破折の原因　19

Column ❸　メタルポスト以外の歯根破折の要因　　　　　　　　　　　　　眞坂こづえ　20

第2編　歯根破折を予防し，根管治療を効率化する*i*-TFC根築1回法

第1章　新しい支台築造を求めて　24
1. 新システムの開発目標　24
2. 材料学的な検討　24
3. 生物学的な検討　25
4. 細菌学的な検討　25
5. 臨床的な検討　26

Column ❹　支台築造法の変遷と*i*-TFC築造法　　　　　　　　　　　　　　福島俊士　28

第2章　*i*-TFCシステムの完成　32
1. *i*-TFCシステムの概要　32
2. *i*-TFC根築1回法の治療成績　32

第3章　*i*-TFC根築1回法に必要な器材　34
1. マイクロスコープ　34
2. 超音波切削機　36
3. メタルポスト除去用カーバイドバー　36
4. ガッタパーチャポイントとシーラーの除去用ファイル　37
5. エンドファイル　37

CONTENTS

  6. *i*-TFCポストと*i*-TFCスリーブ ···································· 38
  7. ポスト形成用ダイヤモンドポイント ···································· 41
  8. ポストレジン・コアレジンとコアフォーマー ···································· 41
  9. 接着用材料 ···································· 42
  10. その他の使用器材 ···································· 43

第4章　*i*-TFC根築1回法のポイント　　44

  1. *i*-TFC根築1回法の利点 ···································· 44
  2. 再根管治療を容易にすることは術者の精神的負担を軽くする ···································· 44
  3. 根管充填をためらわない ···································· 45
  4. 再根管治療時にクラウン除去の必要はない ···································· 45
  5. 根尖閉鎖・側枝・イスムス等におけるバイオフィルムの除去 ···································· 45
  6. 根管消毒・洗浄・根管貼薬 ···································· 46
  7. 4-META/MMA-TBBレジンによる根管充填と根管乾燥 ···································· 48
  8. 施術時間の短縮 ···································· 48
  Column ⑤　マイクロスコープ使用による肩凝りの解消法　　眞坂信夫　49

第5章　*i*-TFC根築1回法の実際　　50

  1. *i*-TFC根築1回法の基本手技 ···································· 50
  2. *i*-TFC根築1回法で治療した臼歯は，Ⅰ級窩洞で再根管治療ができる ···································· 54
  Column ⑥　スーパーボンドの生体親和性　　下野正基　56

第3編　歯根破折歯の診査

第1章　歯根破折歯の診査とは　　62

  1. 歯槽骨の破壊状態の把握 ···································· 62
  2. 診査の基本ステップ ···································· 62

第2章　デンタルX線検査とプローブによる診査　　64

  1. 歯根破折診断のためのデンタルX線検査 ── 偏心投影 ···································· 64
  2. リスク診断のためのデンタルX線検査 ···································· 66
  3. プローブによる診査 ···································· 66
  Column ⑦　歯根破折のリスク歯の説明と早期発見も歯科衛生士の役割　　眞坂信夫　68

第3章　確定診断のための診査　　70

  1. マイクロスコープによる診査 ···································· 70
  2. 歯科用コーンビームCTによる検査 ···································· 72

第4編　歯根破折歯の診断と治療法

第1章　歯根破折歯の治療で必要なこと　　78

  1. 治療スタート時の基本要件 ···································· 78
  2. 歯種別歯根破折像 ···································· 78
  3. 歯根破折歯治療の基本 ···································· 79

CONTENTS

  4．歯根破折歯の維持にかかわるファクター 79

第2章　歯根破折歯の治療法　82
  1．基本術式 82

第3章　診断と治療法の選択　84
  1．破折歯片の様相からの診断 84
  2．破折歯片の様相と歯槽骨の破壊様相からの臨床的タイプ分け 85
  3．難易度を加味した「眞坂の分類（type M-I〜M-V）」 86

第4章　治療法と治療費用についての説明　88
  1．歯根破折の状況の説明 88
  2．保存の可能性のあることの説明 88
  3．確定診断のための検査・診査と，治療法・治療費の概略の説明 89
  4．診断結果と治療法の説明 89
  5．歯根破折歯治療に必要な説明文書と治療計画書 91

第5編　歯根破折歯の治療

第1章　type M-I　口腔内接着法①　96
  1．type M-I 症例の特徴 96
  2．術式の概要 98
  3．術式の実際 98

第2章　type M-II　口腔内接着法②　102
  1．type M-II 症例の特徴 102
  2．術式の概要 104
  3．術式の実際 104

第3章　type M-III　口腔内接着法＋フラップ手術　108
  1．type M-III 症例の特徴 108
  2．術式の概要 110
  3．術式の実際 110

第4章　type M-IV　口腔内接着法＋再植法　114
  1．type M-IV 症例の特徴 114
  2．術式の概要 116
  3．術式の実際 116

第5章　type M-V　口腔外接着法　122
  1．type M-V 症例の特徴 122
  2．術式の概要 124
  3．術式の実際 124
  Column ❽　スーパーボンドの臨床展開と i-TFC システム .... 下野正基　128

第6編 type M-I〜type M-V症例とその術後経過

第1章 type M-I 口腔内接着法①の症例 　132

第2章 type M-II 口腔内接着法②の症例 　136

第3章 type M-III 口腔内接着法＋フラップ手術の症例 　140

第4章 type M-IV 口腔内接着法＋再植法の症例 　144

第5章 type M-V 口腔外接着法の症例 　148

第6章 歯根破折歯治療の臨床成績 　152
1. 歯根破折歯治療全症例における抜歯数 　152
2. 治療時期別にみた歯根破折歯治療における抜歯数 　152
3. type M-I〜M-V分類別にみた歯根破折歯治療における抜歯数 　153
4. 最新5年間（2011年6月〜2016年6月）の臨床成績 　155

Column ⑨ スーパーボンドの長期臨床評価 　眞坂信夫　156

第7編 次世代の歯科医師に伝えたいこと

第1章 当院の歩みから 　160
1. 質の高い歯科医療を提供するには 　160
2. 当院の取り組み 　161
3. 臨床研究 　163
4. 保険診療と自由診療 　165
5. メインテナンスルームの開設 　165

第2章 今後の歯科医療のために 　166
1. 勤務医から開業へ 　166
2. メインテナンス受療者を大切にする医院づくり 　166
3. 初診時の対応 　167
4. 歯根破折歯治療のすすめ 　167
5. PDM21（Professional Dental Management 21 century）構想 　167

索引　171

文献　172

第1編

歯根破折をめぐる問題点とその解決法

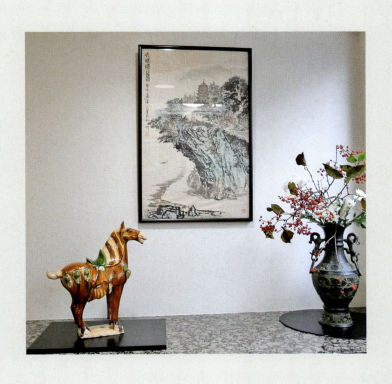

第1章 なぜ，いま，歯根破折が問題なのか

1．不適切なメタルポストが歯根破折の主原因 ── 新しい方法への切り替えを！

　日本におけるクラウンやブリッジの修復状況に関して，生活歯と失活歯の利用頻度を見ると，失活歯の割合がきわめて高い（**表1**）．さらに，この失活歯の利用頻度を他の先進国と見比べてみると，日本においては格段に多い（**表2**）．これは何を意味しているのだろうか？
　日本の歯科保険制度における低医療費政策に起因するものとも考えられるが，それにしても歯髄保存への取り組みが十分ではない，安直に抜髄処置が行われているのではなかろうかと危惧するところである．
　周知のように，歯髄を失った歯は根尖病変や歯根破折の問題を抱えるようになる．人生80年，90年時代となった現在，全身の健康状態に大きく寄与する口腔機能を考える時，あらためて歯髄保存に真摯に取り組む必要を感じる．
　原因はともかく，臨床現場においては，失活歯の再治療が多く，加えて歯根破折症例が増加の一途をたどっている．そして，再根管治療でのメタルポストやガッタパーチャポイントの除去および再根管形成は，時間もかかり，高度なテクニックも必要とするため，これが日常臨床の悩みとなっている．そして，もっと大きな悩みが，歯根破折である．
　歯根破折は一般に「即抜歯」と診断されるため，この問題に対する対応が急がれるが，その原因の第一として，不適切なメタルポストの装着があげられる（**図1**）．まれに，有髄歯が真っ二つに割れるということもあるが，これまでの当院における記録においてもこの種の症例はわずかであり，そのほとんどがメタルポストに起因している．
　歯根破折の主原因となっているメタルポストであるが，過去を振り返ると，歯内療法の進歩により歯の保存が多く図れるようになり，その後の補綴の必要から広く施術されるようになったという経緯がある．
　メタルポストは1975年頃から使われ始め，保険導入された1985年以後は，いわば臨床上のスタンダードな方法となって，それまでは抜歯されていた歯も保存可能となり，機能歯を増やすことで大きな貢献をしてきた．
　一方，経済的要因ゆえか，要件を満たしていない不適切なメタルポストも残念ながら少なくない．それでも，欠損歯数が少なく咬合のバランスがとれているうちは機能することができるが，時間の経過とともに不適切なメタルポストによる歯根破折は起こってしまう．
　メタルポストの装着歯が増え，その経過が長くなるにつれ，破折症例も増加してしまうのである．

表1　失活歯の利用頻度（丹下1983[1]より）

		クラウン(%)	ブリッジ(%)	備考
1993	昭和大	88.8	75.4	
1994	松歯大	73.4	50.2	
1996	鶴見大	94.7	43.4	学生臨床実習
1998	昭和大	87.1	67.8	
2001	昭和大	82.1	73.9	
2006	鶴見大	87.2		学生臨床実習

表2　各国での失活歯の利用頻度（福島2009[2]より）

		国名	頻度(%)	備考
1979	Kerschbaum Th	ドイツ	12.9	Cr・Br
1983	丹下幸信	日本	61.8	Cr・Br
1986	Karlsson S	スウェーデン	31.1	Br
1995	Leempoel PJB	オランダ	16.2	Br
2002	Walton TR	オーストラリア	28.8	Br

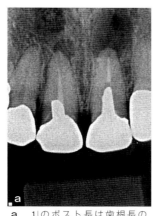
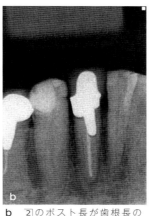
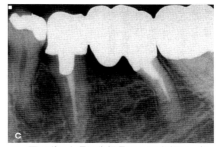

a ①のポスト長は歯根長の1/4と短い．加えてポスト先端部幅径が大きく，この太いポストの先端隅角部が遠心に変位しているため，応力集中が起こりやすい．また，フェルールが確保されていないことも問題

b ②のポスト長が歯根長の1/3と短い．加えてポスト先端部が近心に変位している

c ⑤のポスト長は歯根長の1/4と短い．加えてポスト先端部隅角が太く鋭角で，鋭角部が近心に変位している．一方，フェルールはあるように見える．⑥の分割遠心根もポストが短く，⑤⑥とも咬合圧負担の大きいことが不安要素である

図1 「歯根破折予備軍」と考えられる，明らかに不適切なメタルポスト

表3 支台築造材料の機械的性質（西村2009[3]より）

支台築造材料	圧縮強さ（MPa）	引張強さ（MPa）	弾性係数（GPa）
金銀パラジウム合金		480	80〜95
銀合金		320〜350	
チタン合金		860以上	64.3
充填用コンポジットレジン	235〜260		13.7
支台築造用コンポジットレジン	251〜356	41〜56	11.1〜15.5
ハイブリッド型コンポジットレジン	250〜320		
グラスアイオノマーセメント	140〜175		20
歯の硬組織			
エナメル質	200〜442	26〜70	47〜84
象牙質	232〜311	42	12〜19

　筆者は1998年2月の朝日新聞の取材に対して，これから歯根破折が増加すると述べたのだが，現在まさに予想どおりの現象が生じている（**図2**）．

　メタルポストによる歯の破折の主原因は，第2章で述べるように，象牙質とメタルにおける弾性係数の差異と，この弾性係数の大きいメタルで作製したポストが引き起こす楔効果によることが確認されている（**表3**）．ただし，適切に装着されたメタルポスト（**図3**）の場合の経過は決して悪くない．それでも10年以上の経過例では，歯根破折を生じるものも出てくる．自信をもって施術した当院の受療者にも歯根破折が生じている．

　今後の治療はどうあるべきなのだろうか？　現在は，弾性係数を象牙質に近似させた材料が開発され，使用方法も確立されているので，臨床のスタンダードとして歯根破折を引き起こしにくいグラスファイバーポストに切り替えることが求められている（**図4**）．当院では，2007年に全面的にグラスファイバーポストに切り替えた．

　過去においてはメタルポストに変わる材料がなかったので仕方がなかったとも言えるが，今後もメタルポストを使用し続け，歯根破折という結果になったときには，受療者からその責を問われることにもなりかねない．1日も早く転換していただきたいと願うところである．

第1編　歯根破折をめぐる問題点とその解決法

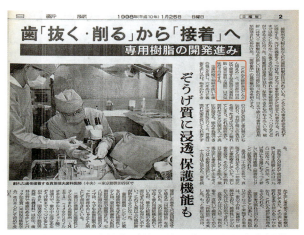

図2　「これから破折歯がどんどん増える」と東京都世田谷区で開業する眞坂信夫歯科医師は不気味な予言をする
（朝日新聞1998年1月25日/日曜版[4]より）

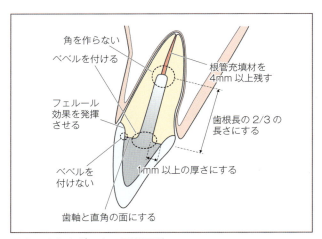

図3　メタルポストの形態要件（深川2009[5]より）

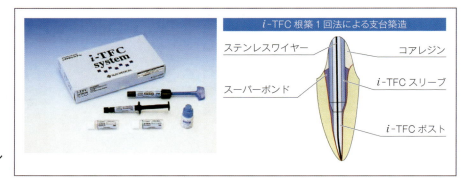

図4　歯根破折の予防を考慮したシステムである「i-TFC根築1回法」

2. 患医双方に利点をもたらすi-TFC根築1回法

　i-TFC根築1回法については第2編で詳述するが，補綴装置の脱離や歯根破折を起こしにくい，そして再根管治療が容易にできる方法を求めて，開業医，大学の臨床・基礎の研究者，企業開発部の有志メンバーによって，1997年より10年の年月をかけて構築されたシステムである．

　i-TFC根築1回法は，歯根破折の直接の原因となるメタルポストを廃し，象牙質と類似した弾性係数をもつレジン支台とし，再根管治療を容易とするワイヤー入りポスト，および歯質と接着する4-META/MMA-TBBレジン（スーパーボンド/サンメディカル）をシーラーとした，術式としても簡易な方法である．市販までには10年を要したが，実は1998年末には試作品が出来上がり臨床試験がスタートしているので，筆者の診療室では17年余の実践がある．

　近年はマイクロスコープの導入もあって，現在，以下の3ステップ（最少で3回の来院）を原則としている．

① ポストや根管充填材の除去および根管消毒と根管形成，テンポラリークラウンの装着（製作しなくてすむ場合もある．50～53頁参照）
② 根管充填と支台築造（i-TFC根築1回法），印象採得，テンポラリークラウンの調整または調製・装着
③ 補綴装置の装着

②と③の期間中に問題が生じた場合には，ポストのワイヤーを抜くことで再治療が容易にできるので，わずかな打診痛などの不安感から根管充填をためらうということがなくなり，来院回数を減らせるようになったことは，患医双方の利点となっている．

接着の利点を存分に利用したi-TFC根築1回法を行ってきて，エンドの臨床についても見直しが図られることを願っている．歯科医師の行う治療のうち，エンドがらみの再治療が多くを占める現況において，i-TFC根築1回法への切り替えは大きな意味がある．

また，歯根破折歯の保存に際しても，このi-TFC根築1回法が基本となっている．

3.「歯根破折は即抜歯・要補綴」という診断への疑問

歯根破折と診断された場合，経過観察あるいは即抜歯とされることが多い．経過観察というのも問題の先送りに過ぎない．臨床現場においては，これが患医関係において大きな問題となる．

たとえば，齲蝕であれば充填や歯冠補綴で修復が図られ，重症になって歯髄炎を起こしたとしても，抜髄により処置され，抜歯には至らない．また，歯周病においても即抜歯ということはほとんどなく，歯周基本治療があり，その後の外科処置や固定などの医療行為と，セルフケアにより，歯の延命が図られる．

そして，齲蝕にせよ歯周病にせよ，不幸にして抜歯となった場合でも，それらの歯の状態について，不十分なセルフケアや，症状があった状態での長期的放置など，ご自身の責任の自覚を促し，納得して受け止めていただくことができるため，信頼関係の揺らぎには結びつかない．

しかし，歯根破折の場合は，前述したように，破折イコール抜歯というのが一般的な診断である．無症状でメインテナンス，あるいは軽度の違和感で来院したのに，思ってもいなかった「抜歯」という宣告は，受診者にとっては非常に大きなショックとなる．ことに前歯部，それも女性，また年齢が若いほどその衝撃は大きいと思われる．特に，健康を守ることに熱心である受診者や，審美性を大事にしている受診者にとっては，抜歯後の補綴の問題も含め，なかなか受け入れがたい問題であることを十分理解するべきである．

また，抜歯して補綴治療が必要になった場合には，義歯，ブリッジ，インプラントなどによる補綴が必要となるが，これには精神的，時間的，経済的負担があり，加えて，インプラントの場合には外科治療による身体的負担も加わることになる．

受診者としては，自覚症状がなく，あったとしてもわずかな違和感なのに，「歯が割れたから抜歯します．その後は補綴が必要です」と言われて，素直に納得できるであろうか？「その歯が割れたのはどうしてなのか？」と疑問をもつのではなかろうか（**Column ❶**）．

筆者は，「メタルポストが原因であり，経年的に力を受け続けてきた結果，メタルポストと歯質との弾性係数が違うために応力の集中が起こって割れた」，「治療した時には，これが最良の治療法と評価されていた」と説明している．また，当院で処置した症例での歯根破折は，そのほとんどが10年以上経過後の発症であり，それも歯根破折歯の接着治療で再保存しているため，問題は起きていないが，他院で装着されたメタルポストについての説明，それも5年以内に破折してきた症例に対しては，別の意味で苦慮している．

「歯根破折の主原因はメタルポスト」と前述したが，それよりも大きな要素と考えられるのが，前述したように，技術的な未熟さがあることなど要件を満たしていないメタルポストが破折を招いている場合が多いことである．一方，弾性係数が大きいメタルを使用したとしても，ポストの設計基準を順守し，咬合負担の問題を考慮していれば，少なくとも10年以内に破折を引き起こすことはないであろう．

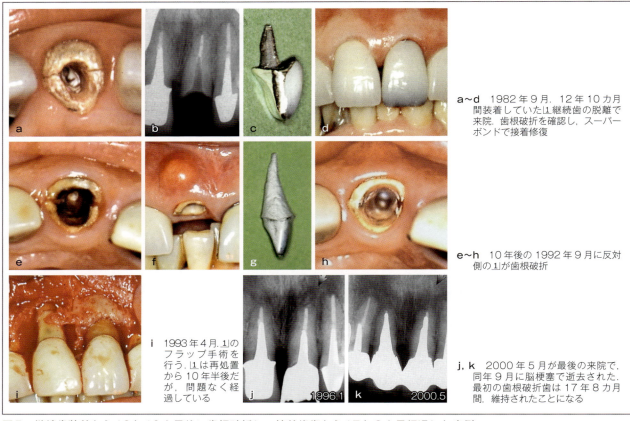

図5 継続歯装着から12年10カ月後に歯根破折し，接着修復から17年8カ月経過した症例

　保険診療ではメタルポストがスタンダードであること，保険診療で支払われる費用内で材料費，技工料などをまかなわなくてはならず，理想的な形で行うには限界があることなどを，前医の批判にならないように注意して説明している．しかし，「前の先生は歯根破折になったことに関して責任がないのですか？」と問い詰められて困惑した経験もある．

　臨床現場ではデンタルX線写真でメタルポストの施術状態が明確に診断できるが，設計基準を満たしていないメタルポストの多いことが，現状における残念な事実である．

　受診者にとって，「歯根破折→抜歯→補綴」という診断は，受け入れがたいことであるという場面に何度も立たされ，「破折イコール抜歯」という形ではなく，破折してしまったとしても「次の一手をもって歯を保存できる」ことが，歯科医療への信頼を保つうえで重要であること，また，「現在はメタルポストを使わない方法があること」の説明が，受診者の信頼を得るために大切なことだと強く感じている．

4. 歯根破折歯治療の前提となること——10年維持する

　現在の受診者は，予防意識も高く，医療への権利意識も高い方が多い．トラブルに際しては十分な説明が必要である．そして，歯根破折歯の治療は，保険診療ではまかなえないので，ご自身の歯を使い続けたいという方に行う治療となる．

　すなわち，歯根破折した歯の保存治療は，歯髄がないことに加え，破折の既往という二重のハンディを有している．これを適切に保存するためには，コーンビームCT像での診断とマイクロスコープ，超音波切削機を使っての施術が必須となる．また，状況によって外科処置も必要となる．さらに，定期的な経過観察が必須で，再処置を要する場合もある．

そのため，術後管理に関する説明と，必要に応じて歯肉弁を剥離して破折部を外から処置する方法や，抜歯して口腔外で処置する再植法が適用となる場合があることを説明し，確認書を取り交わしている．

また原則として，単独補綴を行える場合が適応となり，少数歯欠損歯列への処置となる（Column❷）．受療者のたっての希望で連結あるいはブリッジの支台歯とする場合もあるが，ロングスパンのブリッジや義歯の鉤歯となる場合にはインプラントの植立などが必要になる．

これらの説明に対して納得し，了承いただけた場合に治療に入る．加えて，第4編で述べる診断基準により違いはあるが，施術した歯については，当院の場合，「10年維持できたら満足してください」と説明している．

補綴が絡んだ治療の場合，生涯にわたって治療終了時の状態をそのまま維持できるものではない．当院では比較的穏やかな変化で推移する期間としての基準を10年としているが，最近はこれを歯根破折歯の治療にも適用している．一方，この「10年」という設定は，10年で必ず抜歯ということではなく，そこでは大きな処置が必要になる場合があると伝えている（図5）．また，10年の間に，より進んだ治療法が開発される可能性が高いことも説明している．

5. 歯根破折予防への取り組み

第2編で詳述するが，筆者らが開発したファイバーポストを用いた新しい方法（i-TFC根築1回法）に切り替えれば，術式が容易になり，来院回数を少なくし，かつ歯根破折の予防ともなる．また，すでにメタルポストで修復してある歯に関しては，定期的なメインテナンスにより，歯根破折が発症しても，早い時点で診断し重症化しないうちに対処できるようになった．

それ以前の対応として，接着技術を駆使して失活歯にしない臨床を心がけること，さらには根源的に齲蝕や歯周病にしない「一次予防」が肝要であると確信している．

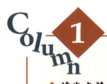

破折即抜歯と言われて──受診者の訴えから

抜歯を告げられたときの心境

◆ 前歯を差し歯にしたのは，当時の歯科医の指導に従ったからなのに……

歯根が割れたことについて患者の責任みたいな言い方をして，施術した歯科医（もしくは当時の技術の不備）の責任には全く言及しないでその部分にフタをしたような形で，一足飛びに最終手段の「抜歯」と言うのです．こんな感じに扱われると，「歯医者さんって信用できない」と思ってしまう．抜歯したらもう取り返しがつかないのに……．

◆ 女にとって前歯は大事

それがたとえ1本でも「抜かれた状態」であることは，そうなっていることで欠陥人間って思われそうなので，そうとう親密な関係の人にも知られたくないのです．美人の条件を「明眸皓歯」っていうように，歯の美しさを私も大事に思っています．結婚しようと思う人の前歯が1本抜け落ちていると知ったら，印象が悪くなるのでは？「アメリカの社会では，健康管理できていない人は人格的に問題があるとされているという話を聞いたことがありますが，抜歯されるなんて歯の管理がひどかったんだ，だらしないという風に見られるのはいやです．

◆ 歯は体の一部なのだから，もっと大切に考えて！

簡単に，「抜きましょう」なんて言わないでください．患者は体の一部として，「歯を大事なもの」と考えているのです．次の日には目の前からいなくなったり，忘れてしまったりするのかもしれませんが，患者としてはそれではたまりません．上から目線で，「抜くしかないんですよ」と言われたら，普通反論できないじゃないですか？それでインプラントがよいとすすめられても，顎の骨に穴を開けたりすることを避けたいと思う人だって多いと思います．

たとえ初対面でも，患者を大事にしていない，冷たい先生なんだということは伝わってくるもので，信用できないんです．抜歯っていうんなら，ちゃんと調べてから言ってください．そして，どういう状態になっているのか，どうしてそうなったのかを，患者にもわかるように説明してください．

以上，ひどい申しようかもしれませんが，他の医院で，よく調べもしないで「抜歯」と告げられ，かなり怒りに満ちて書きました．なんとか自分の歯を残してもらいたい一心で，インターネットでこの医院にたどりつき，歯を残せると知って，ようやく心が落ち着きました．

第1編　歯根破折をめぐる問題点とその解決法

Column 2　補綴装置の連結修復は支台歯の耐久性を上げる

眞坂信夫

インプラント治療を導入したのは1991年であるが，導入したことで当院の欠損補綴を大きく変えることができた．インプラント導入前の欠損補綴は，そのほとんどにブリッジを適用していたが，欠損歯数が多い場合にはどうしても大型ブリッジの装着とならざるをえず，これが，健全歯の削除や支台歯の過重負担の問題として大きな悩みとなった．これが，インプラントの登場で変わり，ブリッジの適応で悩む症例が少なくなったのである．

しかし，この大型ブリッジが抱えていた大きな歯質削除や過重負担の問題について，過去に装着した症例の長期経過をみてみると，考え方が変わるようになってきた．つまり，大型ブリッジ，ことにクロスアーチブリッジの長期経過症例にトラブルが少ないからである．さかんに大型ブリッジを装着したのは1975～1990年の間で，また症例としては装着時50歳代の受療者であるため，現在その経過をみている症例は25～40年経過となり，年齢が70歳代から80歳代の方々である．

◆ クロスアーチブリッジとアタッチメント義歯による長期症例（図1）

上顎は ⑦⑥⑤３②①｜①②③⑤⑥ クロスアーチブリッジ（4｜4 は先天欠如あるいは矯正治療の便宜抜歯と思われる），下顎は ③②①｜①②③④ の連結冠，そして 7654｜567 欠損部にアタッチメントデンチャーを装着した．治療開始が53歳（1978年9月）で治療終了が55歳（1980年5月）であった．最終診査は89歳（2014年6月）の時で，この年の10月に逝去された．53歳までに12歯（4｜4 を含む）を喪失していたが，治療後34年の間に喪失した歯は1歯のみである．歯根破折（1997年2月）で ｜4 を喪失したもので，これは遊離端義歯の過重負担によるものと考える．

ここで注目したいのは，上顎のクロスアーチブリッジである．支台歯の9歯がすべて失活歯でメタルポストが装着されているにもかかわらず，34年間で1歯も歯根破折を引き起こすことなく生涯にわたって維持された．

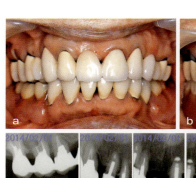
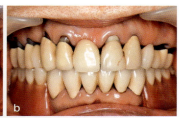
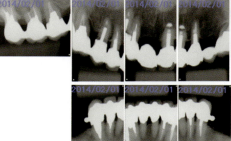

図1　クロスアーチブリッジとアタッチメント義歯による長期症例
a　クロスアーチブリッジで治療を終えた6年後．歯周炎は認められるが，メインテナンス来院により，なんとか現状を維持している
b　治療終了から34年経過時．リタイヤしてストレスも少なくなっていることもあってか，治療終了時よりも歯肉の状態は落ち着いている
c　34年間で喪失したのは ｜4 のみ

歯根破折歯の治療における単独補綴原則の緩和

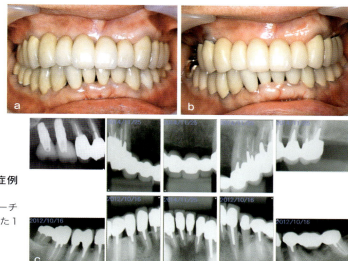

図2 上顎前歯5歯欠損症例の全顎治療
a 1987年4月．クロスアーチブリッジで治療を終えた1年後
b 28年経過時
c 同．デンタルX線像

　この好結果は，全顎治療のため，バランスのよい咬合が確保されたとも思われるが，全顎にわたって連結されたことで咬合の応力が分散されたためとも考えている．

　現在，クロスアーチの連結に改めて注目している．34年の間に1̄ ポーセレンのチッピング，4̄ 抜歯による下顎義歯の調製があり，そして，歯頸部歯肉退縮による露出根面へのCR充填を行ったが，89歳の終末期まで咬合機能を維持できた．

◆ 上顎前歯5歯欠損症例の全顎治療（図2）

　同じく上顎は ⑥⑤④321|123④⑤⑥ のクロスアーチブリッジ，下顎は 87654321|1234567 15歯の単独修復の長期症例である．治療開始が52歳（1986年9月）で，1年2カ月後の1987年11月に治療を終了した．2016年3月に81歳となった．現在までの経過期間は28年で，この間に歯頸部の二次齲蝕で 6| （2010年2月）と |6 （2012年4月）の2歯を抜歯している．これは，メインテナンスが中断されていたため早期対応ができなかったことによる．

　このケースでは，321|12 の5歯欠損に対して，義歯を避けたいという受療者のたっての要望を満たすためにブリッジを選択した．現在であればインプラント治療で問題なく処置できる症例であるが，当時は大きな不安を抱いて施術したが，良好な結果を得ている．現在，長期症例における大型の連結修復について統計調査を行う必要があると考えている．

　このような長期経過症例でクロスアーチ効果をみるたびに，歯根破折歯の接着治療における連結修復に対する考えも変わりつつある．歯根破折歯の治療は，失活歯であることに加え，破折という二重のリスクをもつことから，再々根管治療，再植といった追加処置が必要になることを想定して，当該歯のみの処置としたいため，長らく単独補綴を原則としてきたのだが，現実には受療者のたっての希望から，不安な歯の補綴で連結したり，ブリッジの支台とするケースも少なくなかった．それらの経過はおおむね良好で，現在は連結を忌避しなくてもよいのかもしれないと考え中である．

第2章 歯根破折の原因と今後の対応

1. 抜歯の原因

　2005年の永久歯抜歯の統計調査[1]を見ると，歯周病41.8%，齲蝕32.4%に次いで，歯根破折が第3位で11.4%であった（**図1**）．今後，歯根破折が原因としての抜歯がさらに増えると思われる．

　第1章で述べたように，この歯根破折の直接原因の多くがメタルポストにあることがわかっている．メタルポストによる破折は，不適切な処置の場合には術後比較的早期に発症するが，適切な形で装着された場合でも，10年以上の月日が経つと発症するものが出てくる．

　1985年にメタルポストが保険導入されて以後，累積的にメタルポストを装着した失活歯が増加しているわけで，今後，適切に装着されたメタルポストについても，歯根破折による抜歯症例が増加することが予測される（**図2**）．

　齲蝕や歯周病の予防と治療が進歩・普及し，それらが原因の抜歯数が減ると，相対的に破折による抜歯割合が増えることになる．Axelsson[2]や林[3]によるメインテナンス受療者の統計調査がこの事実を明確にしている（**図3, 4**）．

　当院においては，1998年以降順次グラスファイバーポストに切り替えているため，自院で装着したメタルポストによる破折症例は減少している．しかし，他院で装着した歯根破折歯の保存を望んで来院する受診者が急激に増え，その数は現在，新患数の半数に近い（**図5**）．

　この状況を考えると，2005年の永久歯抜歯原因で11.4%を記録した歯根破折が，10年余を経た現在は，さらに増加しているのではと危惧せざるをえない．

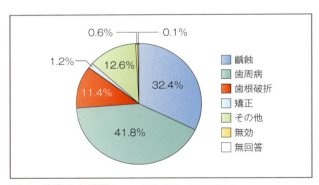

図1　抜歯の主原因（8020推進財団2005[1]より）

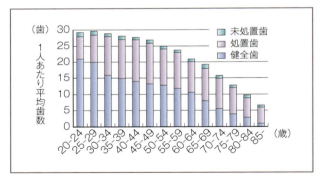

図2　永久歯の状況（8020推進財団2005[1]より）

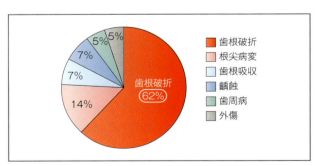

図3　アクセルソンらのメインテナンス継続者の抜歯原因の割合
　メインテナンスが十分行われれば抜歯数は減るが，相対的に歯根破折の割合が増える（Axelsson2004[2]より）

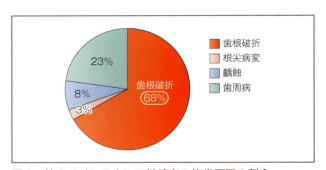

図4　林のメインテナンス継続者の抜歯原因の割合
　メインテナンスを行っていると，歯根破折による抜歯割合が半数を超えるようになる（林2010[3]より）

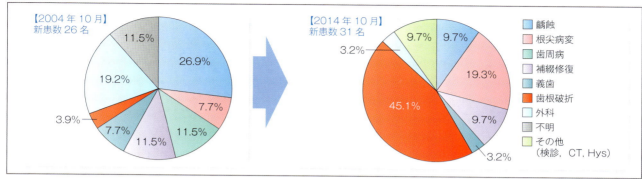

図5 眞坂歯科医院での，新規受診者中の歯根破折の主訴の割合
　現在，当院の歯根破折歯治療希望の新患は，ホームページ（HP）を閲覧して来院される場合が圧倒的に多い．2000年からHPを開設し，この時から歯根破折歯治療の情報を掲載しているが，このHPを見て来院する受診者が増え始めたのは2013年以降である．HPが一般化したこともあると思われるが，歯根破折が増えていることが根底にある．今回2004年と2014年の10月について新規受診者の様相をみたところ，2014年の時点では歯根破折の主訴数は26人中1人（3.9％）と少ないが，10年後の2014年には，この数値がで31人中14人（45.1％）と著しく増加している．また，2004年の歯根破折が主訴の受診者の場合，歯根破折後，長く放置され歯槽骨破壊が大きく進んでおり，保存治療が不可能だった．一方，2014年においては，14人中7人が治療適応例であった．現状においてもなお歯根破折は自覚症状がないため放置される場合が多く，来院時には手遅れとなっていることが多い．初期段階に診断するシステムが必要である．

表1　健全歯の最大咬合力（単位：kg）（村松1957[4]より）

	第一大臼歯		第一小臼歯		犬歯		中切歯	
	範囲	平均	範囲	平均	範囲	平均	範囲	平均
上顎	31.2〜100.0	57.7	10.0〜62.5	36.5	7.5〜50.0	24.2	5.0〜20.0	10.3
下顎	27.5〜100.0	58.8	6.2〜60.0	34.0	5.0〜42.5	22.4	3.7〜27.5	10.1

2. 歯根破折の原因

　歯根破折の原因の第一は力学的問題である．

　歯根破折は，衝撃的な，たとえば石など硬い物を噛んだことで即時に割れるケースもあるが，一般的に多いのは長期にわたる力学的問題によるものである．基本的に，人は前歯部で10 kg程度，臼歯部では60 kg程度の咬合力をかけて噛んでいるため（**表1**），修復歯にメタルポストが入っていれば，歯質と金属の弾性係数の違いによる応力集中が根管象牙質に起きて破折に至る．

　メタルポストの応力分散は，フェルールの有無，歯根長に対するメタルポストの長さ比率，メタルポスト周囲の残存歯質量などの要因により変化する．さらに，メタルポストの窩洞形成，適合精度など，術者の技術的な差も大きく関係している．必要なポスト長が確保されていない症例や応力が集中しやすいポスト形態を保持した症例などは，デンタルX線検査で容易に診断できるため，それに対処するシステムが必要である．処置した前医の批判にならないようにしたうえで，注意して経過をみていきつつ，必要があれば再修復を考えなければならない場合もある．

　また，その補綴装置のおかれた環境，単独冠かブリッジの支台歯あるいは義歯の鉤歯であるか，さらに臼歯部欠損による前歯部の過重負担などの問題も見過ごしてはならない．この過重負担については，1歯ないし1歯欠損ブリッジの支台といった少数の歯に対する視点とともに，多数歯欠損で咬合圧が偏在する場合や，ブラキシズム，歯列接触癖（TCH）などのように口腔内全体，あるいは習癖が大きく関与する場合もあるため，その原因分析と再発防止のための対応が必須の要件となる（**Column ❸**）．

　このように，局所的な要因と全体的な要因を総合的に診断しながら，歯根破折を起こさないように条件を整備していくことが必要である．

第1編　歯根破折をめぐる問題点とその解決法

Column 3　メタルポスト以外の歯根破折の要因

眞坂こづえ

◆ 咬合への考慮

　歯根破折は，長期にわたる過度の咬合応力の集中によって引き起こされるケースが多い．歯根破折部の間隙・周囲から細菌と不良肉芽を除去し炎症を消退させた後，安定した状態を長期にわたって維持するためには，原因となった応力の分析および応力分散を考慮した補綴装置の設計が重要である．

　人は日中活動している間，食事の際の咀嚼により歯に力をかけるが，加えて食事の時間以外に，上下の歯が接触することにより歯に応力負担をかけている時間が想像する以上に長いことがある．それは近年，東京医科歯科大学の木野らにより，TCH（Tooth Contacting Habit：歯列接触癖）のコントロールとして，検討されている問題である[1]．

　日中活動中のTCHにおいても，パラファンクション時に咬頭嵌合位以外での接触が見られ，それは咬耗や咬頭の光沢面として歯に印記される．また就寝時においては，無意識下で下顎は術者の想像以上の動きをしている可能性が予測される[2]．チェアサイドでの受療者が再現できない位置の接触が歯列模型上に記録されているケースも多い．

　その接触部の調整により，テンポラリークラウンの脱離が治まったり，患歯周囲の炎症が劇的に消退するといったケースは少なくない．

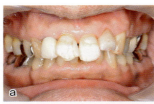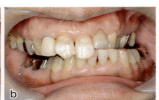
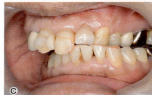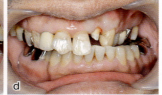

図1　左右非対称な歯冠形態での個性咬合バランスの一例
a　47歳，男性．|2の歯根破折で来院．テンポラリークラウンのたび重なる脱離のため，診断用模型を採得し，下顎の不随意運動を考慮した形態を付与した．その後，患歯の状態は安定し，左右非対称ではあるが受療者も最終補綴装置の形態に満足している．咬頭嵌合位正面像．|2補綴の最終形態
b　下顎左側方位で，|2と|1が接触する．治療開始直後は，|2の歯冠長に合わせてテンポラリークラウンを作製したが，たび重なる脱離のため，模型上で適切な歯冠形態を検討した．bの長さまで歯冠長を短くすると，テンポラリークラウンの脱離が起きなくなった
c　下顎左側方位（側面像）．|2345と|1234で，均等に咬頭が接触して，顎位を安定させる位置があることがわかる
d　本症例のように，下顎偏心位での安定顎位における歯冠長が，左右で極端に異なるケースもあるため，下顎偏位を考慮した最終補綴形態を予測して，支台の形成を行う

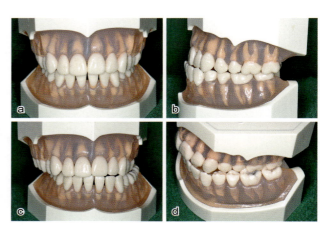

図2　理想歯列模型による咬合バランス
a　理想歯列模型での咬頭嵌合位正面像
b　歯列模型で下顎前方位をとってみると，前歯部から臼歯部まで，上下顎歯牙の咬頭がおおよそ均等に接触を保っていることがわかる
c　歯列模型の下顎左側方位での正面像
d　前歯～臼歯部で上下顎歯牙の接触を保って安定している．反対側（右側）臼歯部は，上顎臼歯部口蓋側咬頭C斜面と，下顎臼歯部頰側咬頭A斜面で，接触を保っている

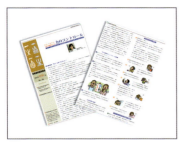

図3 当院発行のNewsletterに，TCHの啓蒙記事を掲載
受療者の理解と行動変容を期待し，咬合，習慣についての特集を組んだ

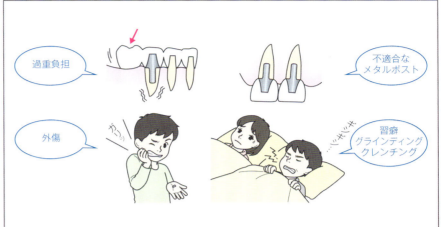

図4 歯根破折の力学的要因

　受療者の不随意な下顎運動を予測することは簡単ではない．少なくとも初診時の状態を歯列模型として保存しておくことは，歯根破折をもたらした過度の応力集中の原因を予測し，最終的な補綴装置の形態を設計していくために重要であると考える．

　最終補綴の印象採得前に，対合歯の咬合調整・形態修正が必要になるケースもみられる．テンポラリークラウンの脱離，歯肉の発赤やフェストゥーンの状態，テンポラリークラウンに印記されるシャイニングスポットなどから判断して，咬合応力の分散を図り，その形態を最終補綴に反映させている．

　場合によっては，同一歯列内で応力分散させることが難しいケースもある．また骨隆起の目立つ歯は過大な応力の負荷を受けているケースが多い．そのため，治療法説明の段階で歯根破折治療後も処置歯を安定した状態に維持していくためには，対合の健全歯を咬合調整する必要性や，治療後，就寝時にマウスピースで咬合力から治療歯を保護する必要性が生じるケース，応力負担が大きいため予知性が低いケースなどもある旨，十分な説明と了承を得ておくことが大切だろう．

◆ モンソンカーブ

　「咬合平面は，球面に沿っている」と，1920年にモンソンにより提唱されていることは，歯科大学を出た者であれば誰しも知っていることであろう．理想的歯列が球面に沿って配置されていることを考慮すると，その球面に沿って下顎歯列が多方向に動くのに応じて，上顎歯列中の歯は咬合接触を保つように配置されている．歯列模型を手にとって動かしてみると，歯列が実に絶妙な配列と形態をもって並んでいることがわかる．

　理想的に配列した歯列であれば，下顎がどのような動きをとってもバランスよく接触を保っているが，実際の受療者の歯の配列は個性的であり，下顎がさまざまな方向に滑走した際に，特定の歯が強く当たるケースが出てくる．このような反復的な外傷性咬合の応力が，歯の破折，歯根破折につながった症例は，少なくないと推察する．

[文献] 1) 木野孔司．完全図解 顎関節症とかみ合わせの悩みが解決する本．講談社，2011．
2) 高澤博幸，関根 顕，村山千代子，松葉浩志，眞坂こづえ．咬合 前歯歯冠形態およびガイドの非対称性についての認識ⅠⅡ．非対称性の歯冠修復．顎咬合誌，2006；26(1/2)：90-98．

第2編

歯根破折を予防し，根管治療を効率化する i-TFC根築1回法

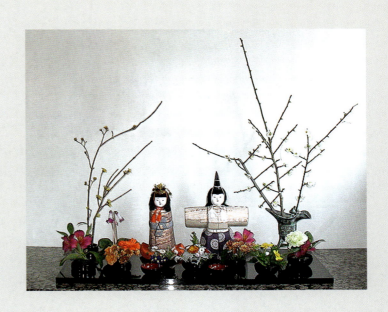

第1章　新しい支台築造を求めて

1. 新システムの開発目標

　歯冠の崩壊した歯に対して，人工歯冠を装着することにより機能歯とすることを可能にしたのは，19世紀以降の歯科医療技術の発展の賜物である[1,2]．20世紀に入ると，歯髄を喪失した歯の根管に既製金属ポストを固定する現在の支台築造の原型がみられる[3]．日本でコアとポストを備えた支台築造が日常的に行われるようになったのは，1970年代以降のことである．それまで抜歯しか方法のなかった時代に比べ，支台築造という処置法は受療者にとっての福音であったのだが，治療後長期にわたり経過していくうちに，築造体の脱落や歯根破折のトラブルが観察されるようになった．

　リン酸亜鉛セメントの使用が主であった1986年に，鶴見大学補綴科の天川・福島らが，築造11年後の現状調査を報告しているが[4]，支台築造の失敗のうち歯根破折によるものは23.1％であり，その後，他の1980～1990年代の報告とあわせ，鋳造支台築造の問題点を指摘した[5]．

　さらに，従来は歯根を補強すると考えられていた支台築造のポストが，むしろ応力集中により歯根破折のリスクを高めているという報告が1985年にTropeらによりなされ[6]，支台築造法についての再考の気運が高まった．

　1997年4月に，筆者が代表を努めていた「接着臨床研究会(CAAD：Clinical Academy Adhesive Dentistry)」において，《支台築造研究部会》が発足し，開業医，大学の基礎・臨床の研究者，企業開発部の有志メンバーにより，月に一度の例会で，脱離・歯根破折のトラブルを抑える新しい支台築造システムの開発を検討した．研究会による検討の過程は，日本歯科評論社(現ヒョーロンパブリッシャーズ)の協力のもと複数回にわたり雑誌に報告・掲載し，学会誌にも発表した[7~9] (**Column ❹**)．

　当時の研究会における新システムの開発目標は，以下のとおりであった．

① 脱離や歯根破折を起こさない
② 根管充填と支台築造が同時にできる(治療中の感染リスクの軽減)
③ 再根管治療時の根尖へのアプローチが安全・容易にできる
④ 歯根変色，色調透過などの審美障害を起こさない
⑤ アポイント回数を減らせる
⑥ 技術的に容易である

　これらの要件を満たすために，材料学的，生物学的，細菌学的，臨床的に検討した．

2. 材料学的な検討

　歯質と築造体の接合部への応力集中をなくす目的で，築造体の素材として，弾性係数と熱膨張計数が歯根象牙質に近似したコンポジットレジンを選択した．

　そして，この材料の欠点である曲げ強さの低さを補うために，FRP (Fiber-Reinforced Plastics：ガラス繊維強化型プラスチック)ポストとFRPスリーブをコンポジットレジンの中に埋入し一体化する方法を採用した(**表1**)[10]．

表1　各種材料の物性(象牙質データ：高橋1997[10]より)

	象牙質	試作CR	FRP・CR
硬さ (HV)	57～76	35	—
間接引張強さ (MPa)	42	45	—
曲げ強さ (MPa)	138～270	121	355
弾性係数 (GPa)	12～19	6	14
熱膨張係数 (10^{-5}/℃)	8.0～8.3	36	—
圧縮強さ (MPa)	232～311	430	—

このFRPポストの使用が根管充填と支台築造の同時施術を可能とし，また，FRPスリーブの設定が，歯種や齲蝕の進行度で大きく異なってくる根管空隙に，築造体を良好に接着維持できる基を作り上げた．

3. 生物学的な検討

根管充填材がそのまま支台築造体として成り立つためには，この素材が根尖部の残余歯髄組織や歯根膜組織に対して組織親和性に優れ，良好な封鎖性を維持でき，同時に，築造体のFRPポストとFRPスリーブを含んだコンポジットレジンを根管壁に強固に接着維持できる接着材が必要とされる．

そこで，これを満足させる接着材として，4-META/MMA-TBBレジン（スーパーボンド）を選択しているが，これは，この接着材についての基礎的実験と確かな評価が下されていたこと（**Column ❻**），ならびに臨床術式ができあがっていたためである．

4. 細菌学的な検討

この時期に，研究会では細菌学的見地から，根管内の無菌化と根管封鎖の維持を検討した．無菌化については水酸化カルシウム，3 Mix，ならびに高周波とレーザーの使用を検討し，封鎖維持については4-META/MMA-TBBレジンが象牙質との間に生成するhybrid layerが象牙細管も含めた根管系の生物学的閉鎖を達成してくれると考えた．

以来18年，根管内無菌化の前提となる根管形成の精度が，コーンビームCT，マイクロスコープ，Ni-Tiロータリーファイル，超音波切削ファイルの導入で大きく進展し，また4-META/MMA-TBBレジンによる確実な根管封鎖・維持により，予知性の向上と治療時間の短縮が図れるようになった．

しかし，いまだ解決できない課題が，根尖部の根管側枝や根管未開拡部におけるバイオフィルムの制御である（**表2**）[11]．根管内のバイオフィルムは，根管拡大と根管封鎖で制御できるとされているが，臨床的には根尖部のバイオフィルム制御には高度な技量が必要とされる．また，根尖孔外のバイオフィルムの制御手法は未確立とされているが，根尖孔外のバイオフィルムは少ないとする報告もあり，この問題も未解決である．

いずれにおいても，経過不良時にはやむなく歯根端切除術か意図的抜歯・再植法で対処している現状であるが，外科処置は可及的に避けたい．

また，根尖部の除菌効果を上げるには，超音波振動させた吸引針を使って根管内汚物を吸い上げる「超音波洗浄吸引法」が優れているとする報告がある[12]．

筆者は3Mix[13]（47頁参照）と超音波洗浄吸引法に大きな期待を抱いており，現在臨床で取り組んでいるところである．

表2 感染根管関連バイオフィルムに対する制御戦略（野杁2007[11]より）

① 根管内のバイオフィルム
　◎根管拡大
② 残存した根管内および象牙細管内バイオフィルム
　◎確実な根管充填（封鎖）　　　　　　　→　レーザー照射 → 60% 有効
　△根管貼薬，根管消毒　　　　　　　　　　 化学療法 → LDDS（Local Drug Delivery System）?
③ 根尖孔外バイオフィルム
　◎外科的歯内療法（マイクロスコープ下）
　△化学療法
　　　抗バイオフィルム薬の使用，クオラムセンシング阻害剤，抗生物質（マクロライド系）
根管内のバイオフィルムは根管拡大と根管封鎖で制御できるが，根管孔外バイオフィルムを根管内から制御する手法はいまだ確立していない

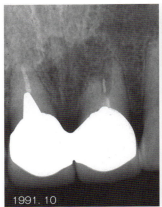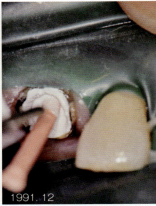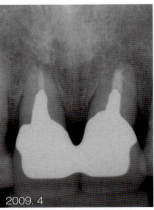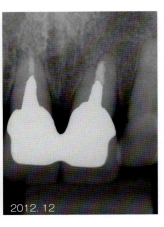

図1　根尖孔破壊の大きい└1に4-META/MMA-TBBレジンで根管充填した症例の17年経過
　細胞性セメント質の新生により，硬組織による根尖部修復が良好に行われた．17年にわたる長期経過症例は，この接着材の組織親和性の良さと接着維持力の高さを証明している．

　この複雑な根尖部根管形態への対処の基本は，やはり的確な根管形成である．このため，現在はNi-Tiファイルと超音波切削ファイルの使いこなしに懸命であるが，ここでもう一つ大きく期待しているのがリバスクラリゼーションを活用した再生歯内療法である[14]．
　リバスクラリゼーションは，歯髄壊死に陥った根未完成歯における血管再生を基にした治療法である．根尖部の根管形成は，一歩誤ると根尖部破壊を起こしかねない．しかし，このリバスクラリゼーションの活用を考慮すれば，破壊を恐れず積極的に根尖部を開拡し，バイオフィルムを除去することで，根尖組織を再生できるのではなかろうか？
　図1に例示した根尖部破壊症例の長期像（17年経過）がこの期待を後押ししている．

5. 臨床的な検討

　また，臨床的見地から，根管充填と支台築造を同時に行うことで，受療者の来院回数を減らすシステムを考案した．しかし，根管充填から築造までを1回で済ませるためには，処置後の不快症状の発現への対処も考慮する必要があった．このため，再治療が必要と判断した時に簡単に根管を開けて根尖部にアプローチするために，FRPポストの中心に0.4mmのステンレスワイヤーを埋入した．再根管治療の際には，これを引き抜くことで，直径0.4mmのガイド孔が根尖部まで形成されるのである．

表3 システムの要件

① 築造体は，FRPの既製ポストとコンポジットレジンの組み合わせにする
② コンポジットレジンは光重合型とし，ポスト用とコア用レジンを用意する
③ 既製ポストはメインポストとスリーブの組み合わせとする
④ メインポストの中心に，ステンレスワイヤーを埋め込む
⑤ 「直接・間接法」（後述）を適用する場合の象牙質面に塗布する分離材を用意する
⑥ 根管象牙質との接着には4-META/MMA-TBB接着性レジンを使用する

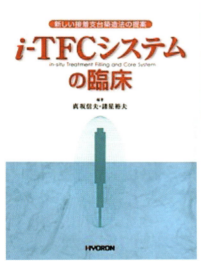
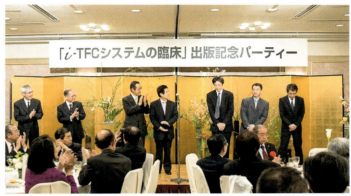

図2 支台築造部会の最終成果である書籍『i-TFCシステムの臨床』
（ヒョーロンパブリッシャーズ）の出版記念会（2009年4月）

　このような考えと準備の下に，術式が容易で効率的な根管充填と支台築造を一度で行える根管充填・支台築造1回法（以下，根築1回法）の術式確立を最終目標とし，i-TFCシステム（*in-situ* Treatment Filling and Core System：根管治療・根管充填・支台築造を一度で行うシステム）と命名した．

　支台築造研究部会での1年間の勉強会で明らかになったいくつかの知見から，**表3**の内容をi-TFCのシステム構築の要件として，材料システムの開発をサンメディカル株式会社に依頼した．

　開発した試作品の材料学的試験を，当時の東京医科歯科大学理工学教室（西村文夫教授）と東京歯科大学理工学教室（小田　豊教授）が行い，臨床試験を鶴見大学歯学部補綴学第2教室（福島俊士教授）と研究会会員が行う形で1998年2月にプロジェクトを組み，1998年12月に試作品ができあがり，臨床試験に入った．

　しかし，臨床試験に入ってからも多くの課題が提起され，一つひとつクリアしていくのに時間がかかり，製品化の目処がつくまでに2年近い年月を要した．

　i-TFCシステムは従来になかった新しい発想と新規素材を基にしていたためか，申請手続きにも時間がかかり，2004年2月に書類提出，2006年12月に薬事認可，2007年6月製品発売と，市販されるまでには開発のプロジェクトを立ち上げてからちょうど10年の歳月を要した．

　2009年2月に，以上の経緯とシステムについての接着臨床研究会支台築造部会による書籍『i-TFCシステムの臨床』を出版することができた（**図2**）．

支台築造法の変遷と i-TFC 築造法

福島俊士

歯は本来，生活歯として機能するのが理想だが，実際には血液の供給や神経支配を失った失活歯となっても，生活歯のときと同様に機能しうる．これは口腔機能の重要性が広く認知されるようになった今日，改めて確認するべき稀有な事象といえるであろう．本コラムでは，失活歯修復の土台となる支台築造の長い歴史のなかに i-TFC 築造法を位置づけることにしたい．

◆ 支台築造の歴史

失活歯の利用は，フォシャールの歯冠継続歯（1728年）に始まり，19世紀後半にはすでに広く行われていたと思われる．リッチモンド継続歯（1880年）やデービス冠（1885年）は特によく知られている．その後，20世紀になって，精密鋳造法が開発され（1907年），失活歯修復の前提である歯内療法が進歩するに伴い，歯冠がほとんど崩壊した大臼歯に対しても，根管部分に金属のポストを立て，その上に今日いうところのコア部分をワックスアップして鋳接することによる鋳造コア（**図1**，1923年）[1] が製作されるようになった．

1961年に実現した日本の国民皆保険では，この失活歯修復の土台部分である支台築造を，「セメント」「アマルガム」と「その他の合金」に分類している．歯冠の崩壊が少ない場合にはセメントあるいはアマルガムで築造し，崩壊が激しい場合には鋳造法で築造することにし，おそらく後者による頻度は少ないと考えて，鋳造法による場合を「その他の合金」に分類したのであろう．

しかし，崩壊が激しい歯であっても築造できる鋳造法は有用で，その後広く普及するところとなり，やがて築造法の本命となった．今日の社会保険診療では逆転して，鋳造法である「メタル」と「その他」となっている．そして今，「その他」に分類されているコンポジットレジンによるレジン築造法が鋳造法を凌駕しつつあるように思われる．

◆ 最近30年間の築造法の変遷

ここ30年間の築造法の変遷を，鶴見大学歯学部附属病院補綴科における築造法の頻度からみてみよう（**図2**）[2]．調査は，1977年，1986年，1993年，2001年，2011年の5回行われている．第1回の調査が行われた1977（昭和52）年は鋳造による築造法が確立して全盛を誇った時代で，全体の86％を占めている．最初の築造用レジンである「クリアフィルコア」（クラレ）の発売は1980年なので，このときはまだ市場にない．残りの14％のうち成形材料は13％で，そのうち11％がアマルガムとセメントで，レジンはわずかに2％に過ぎなかった．

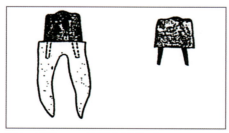

図1 鋳造コア＋既製金属ポスト（Goslee 1923[1] より）

図2 支台築造の変遷（鶴見大学歯学部附属病院）

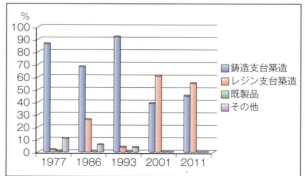

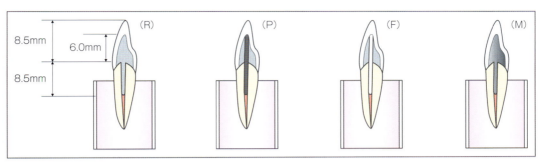

図3　各種支台築造の模式図（Nishimura 2008[3]より）
　R：レジン支台築造，P：既製金属ポスト併用レジン支台築造，F：ファイバーポスト併用レジン支台築造，M：鋳造支台築造

　鋳造法のその後の変遷をみると，68％→92％→39％と推移し，2011年には45％となっている．今後，40％近辺で落ち着くのか，さらに減少するのか予断を許さない状況である．
　これに対し，レジン築造は上記の築造用レジンの登場と，折からの接着歯学の発展とがあいまって，その後26％→4％→61％，そして55％と増加している．途中で4％と著しく製作頻度が下がったのは，当時の築造用レジンの象牙質への接着がまだ十分でなかったからである．その後，この点が改良され再び使用されるようになった．
　また，レジン築造用のポストとして，鋳造ポストや既製金属ポストに替わるファイバーポストである"FibreKor"（ペントロンジャパン）が2003年に初めてわが国で認可され，歯冠崩壊の激しい歯に対してもレジン築造しやすくなった影響も大きい．ちなみに，2011年の調査で，レジン築造のうちファイバーポストを併用したものは31％であった[2]．

◆ ファイバーポストの特徴

　鋳造による築造法には，コア部に適切な形態を付与できる，材料的に丈夫である，チェアタイムが短い，などの利点がある．しかし他方で，間接法のフルコースが必要で製作方法が複雑である，窩洞としての平行性を図るための便宜的な歯質削除が必要である，再根管治療が必要になったときの除去が困難である，などの欠点がある．とりわけ大きな問題は，金属ポストと象牙質の弾性係数の差に起因する荷重時の応力集中が歯根破折を誘引する可能性である．
　この問題を克服するものとして登場したのがファイバーポスト（1989年）で，弾性係数は象牙質と同等の10〜20GPaである．このファイバーポストとコア用レジンを組み合わせた「ファイバーポスト併用レジン築造」では，研究室での破折実験によれば（**図3**）[3]，破折線が歯根部深くまで達することがなく，その歯に再び支台築造することができるA・Bの破折様相を示した（**表1**）．
　一方，同時に実験した鋳造法ではすべての試料で破折線が歯根部深くに達し，再利用が困難なC・Dの破折様相を示し，明らかにファイバーポスト併用レジン築造に劣っていた．
　また，破折強度についてみると，ファイバーポスト併用レジン築造法は鋳造法によるものと同等で（**図4**），しかも，動的な荷重試験である繰り返し荷重試験（37℃の水中で250Nの力を300,000回負荷）によってもその強度が低下することがなかった．これはファイバーポストや築造用レジンの歯質に対する高い接着性によると思われる．
　こうした実験が多くの施設で確かめられ，今日では鋳造法による築造でなく，ファイバーポスト併用レジン築造が築造法として最も望ましいとの合意が得られるまでになっている[4〜6]．

Column 4

表1　各種支台築造の破折様相(Nishimura 2008[3]より)

破折様相	築造の種類			
	R	P	F	M
A	5	0	7	0
B	5	0	3	0
C	0	1	0	2
D	0	9	0	8

A：破折線の下縁が全部鋳造冠のマージンより上部
B：破折線の下縁が全部鋳造冠のマージンより歯槽骨縁の間
C：破折線の下縁が歯槽骨縁下に及ぶ
D：破折線の下縁が歯槽骨縁下で縦破折・横破折が混在

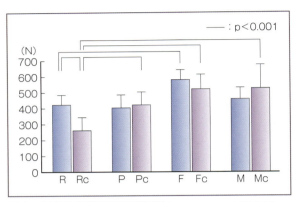

図4　各種支台築造の破折強度(Nishimura 2008[3]より)
Rc, Pc, Fc, Mc：繰り返し荷重時（表1，図4とも，R・P・F・Mは図3と同じ）

なお，ファイバーポストの利点としては，上記の他に，色調が白色あるいは半透明で審美的である，生体親和性に優れている，再根管治療のためのポスト除去が容易であるなどがある．

◆ ファイバーポストの展開 ― *i*-TFC 築造法

i-TFC築造法（サンメディカル，2007）は，ファイバーポスト併用レジン築造をさらに展開したものである．

以下に，*i*-TFC築造法が従来の鋳造法をはじめ通常のファイバーポスト併用レジン築造法等と比べてどのような特徴を有しているのか，破折強度および破折様相の観点から検証した研究[7]を紹介する．

研究では，ウシの下顎前歯をヒトの上顎中切歯の形に倣い加工したものを多数製作し，これに5種類の築造法で製作した築造体をそれぞれスーパーボンド（サンメディカル）で接着して，破折試験を行った（**図5**）[7]．なお，ポスト孔の形態は漏斗状とし，歯根表面に擬似歯根膜としてシリコーンラバー印象材を塗布したのちにレジンブロックに包埋した試料を用いた．

その結果，*i*-TFC築造法Ⅳによる試料の破折強度は，ファイバーポストにスリーブを追加した効果が出て，ファイバーポストのみを挿入した築造法Ⅱによる試料の1.7倍を示し，アクセサリーポストを用いた築造法Ⅲと同等の強度を示した（**図6**）．

また破折様相（**表2**）は，破折線が歯根部に達するCの破折様相を示したのは実験した8試料中3試料で，他の5試料すべてが再築造の可能なA・Bの破折様相を示し，8試料すべての破折線がDの破折様相であった鋳造法に比較して，はるかに高い再利用の可能性を示した．ただし，破折強度のみに着目すると，鋳造法による築造体Ⅴが有意に最も高い破折強度を示した．

すなわち，条件の厳しい漏斗状根管の築造では，将来に再築造の可能性が低いと判断したならば破折強度を優先して鋳造法を採用し，将来なお再築造の可能性ありと判断したならばファイバーポストを利用したアクセサリーポストや*i*-TFC築造法を利用するべきと思われる．

◆ まとめ

支台築造が鋳造法の進歩によって，それまで困難であった崩壊の激しい大臼歯の再利用を可能にし，築造用レジンがそれまでのレジンの欠点を克服するとともに歯質への強い接着力を獲得

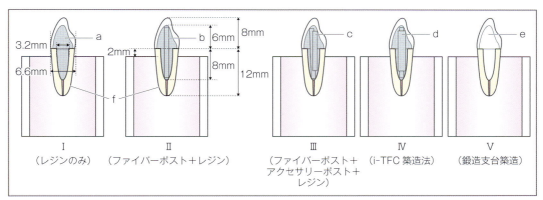

図5　各種支台築造の模式図（漏斗状根管）（佐々木2010[7]より）
a：築造用レジン，b：ファイバーポスト，c：アクセサリーファイバーポスト，d：スリーブ，e：鋳造支台築造，f：擬似歯根膜

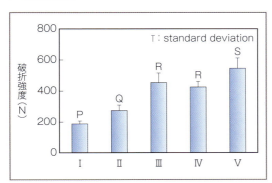

図6　各種支台築造の破折強度（漏斗状根管） 佐々木2010[7]より）
異なる文字（P, Q, R, S）は有意差5％で有意差あり

表2　各種支台築造の破折様相（漏斗状根管）
（佐々木2010[7]より）

破折様相	築造の種類				
	I	II	III	IV	V
A	7	2	1	0	0
B	1	5	5	5	0
C	0	1	2	3	0
D	0	0	1	0	8

（A〜Dは表1に同じ）

し，ファイバーポストとの協働によって鋳造金属による築造体に匹敵する破折強度を得るまでになった．さらに，ファイバーポストに同じファイバーで構成されたスリーブを組み合わせたi-TFCシステムによって，条件の悪い漏斗状根管の築造にも道を開いた．

特筆するべきは，これらの発展の過程において，単に築造体の強度の向上が目指されたのではなく，歯質の保全や歯の保存すなわち生物学的な視点が常に第一義とされ続けたことである．本書では，そのi-TFCシステムのさらなる展開をみるであろう．

[文献]
1) Goslee HJ. Principles and practice of crowning teeth, 5th ed. Dental Items of Interest Publishing, 1923.
2) 坪田有史，深川菜穂，佐々木圭太ほか．支台築造の比較統計的観察（第5報）．日補綴会誌．2012；4（121回特別号）．
3) Nishimura Y, Tsubota Y, Fukushima S : Influence of cyclic loading on fiber post and composite resin core. Dent Mater J. 2008 ; 27 (3) : 356-361.
4) Dietschi D, Duc O, Krejci I, Sadan A. Biomechanical consideration for the restoration of endodontically treated teeth : A systematic review of the literature, Part II (Evaluation of fatigue behavior, interfaces, and in vivo studies). Quintessence Int. 2008 ; 39 (2) : 117-129.
5) 峯 篤史．"2013年における"歯根破折防止策の文献的考察．日補綴会誌．2014；6(1)：26-35.
6) Naumann M, Neuhaus KW, Koelpin M, Seemann R. Why, when, and how general practioner restore endodontically treated teeth : a representative survey in Germany. Clin Oral Investig. 2016 ; 20 (2) : 253-259.
7) 佐々木圭太．漏斗状根管に対するファイバーポスト併用レジン支台築造の補強に関する研究．日補綴会誌．2010；2(3)：157-166.

第2章 *i*-TFCシステムの完成

1. *i*-TFCシステムの概要

　i-TFCシステムはFRP（ガラス繊維強化型プラスチック）ポストとFRPスリーブ，ならびに光を透過するように工夫された粘度の高いペースト状のコアレジンと，粘度の低いフロータイプのポストレジンで構成されている．このシステムを紹介した前述の書籍『*i*-TFCシステムの臨床』[1]では，根管充填後にポスト形成を行い，口腔内で直接接着させる「直接法」，根管内で硬化させたポストコアを引き抜き，調整した後に接着させる「直接・間接法」，ポスト窩洞を印象採得し，技工操作でポストコアを作製する「間接法」の3つの手法と，根管充填と支台築造を直接法で同時に行う「根築1回法」を併記して紹介している[1]．

　しかしながら，このシステムが製品化され試用を重ねていくうちに，使用法の工夫による築造体の物性向上が実現された（**表1**）[2,3]．また，大学研究室での物性試験により，材料の生体安全性が確認され，*i*-TFCシステムを用いた根築1回法への信頼度が上がっていった[4]．

　図1は，根管充填と支台築造を同時に行う根築1回法の構造である．

2. *i*-TFC根築1回法の治療成績

　表2[5]は，5年経過症例（2002年2月〜2010年2月の55症例）の臨床成績についてまとめたもので，2014年の日本接着歯学会で報告した内容である．また，**表3**はその後2011年4月までの症例を追加した95症例の5年経過調査である．「根尖病変あり」でも70.6％ら80.5％に成績が上がり，術式改善が進んだ結果を提示している．この根築1回法を推奨する基になっている．

　筆者の臨床では2010年からすべての根管治療にこの根築1回法を適用するようになった．

　根築1回法は，来院回数を減らし，アンダーカットや根面窩洞表面の凹凸にも影響を受けない利点があり，適応症例が多い．ただし，歯根全周にフェルールを確保できない症例においては，歯頚部への応力集中が原因したポスト脱離とポスト破断の危険があるため注意を要する（フェルール / Ferrule：「歯冠部または歯根部に適合する金属の輪」と定義されており，その効果が発揮されるためには，歯冠部残存歯質が歯肉縁上1mm以上存在する必要があるとされている[6]）．

表1　物性の向上

① 根築1回法の根管充填用シーラーとして4-META/MMA-TBBレジン（スーパーボンド）のラジオペークを使っているが，このシーラーの接着強度は光重合型レジン（AQボンド）のボンディング材による間接法の接着力よりも高度に安定していた[2]

② 崩壊の大きい漏斗状根管でも，FRPポストの外側にFRPスリーブを配置することにより，破折強度を上げられることが確認された[4]．これは，ポストがFRP繊維の編み込みであり，その編み込みの間隙に浸透する4-META/MMA-TBBレジンの浸透性にあると考えられている[2]

③ 操作時間が長くなり混和液の流動性が向上した改良型の4-META/MMA-TBBレジン（Newスーパーボンド）が開発された

④ 築造操作のなかで，硬化前の4-META/MMA-TBBレジン中にポストレジンを注入して光照射する方法により，ポストレジンの硬化熱で4-META/MMA-TBBレジンの硬化時間を短縮でき，根管充填後時間を待たずに支台歯形成に移れるようになった（33頁参照）

⑤ *i*-TFCポストの中心に埋入したワイヤーを露出加工することで，湾曲根管にも根築1回法が適用できるようになった（40頁参照）

⑥ *i*-TFCポストを根管充填用ポスト形態にする加工を歯科技工所に発注できるようになり，ポストの加工精度が上がり，手間も省けるようになった（40頁参照）

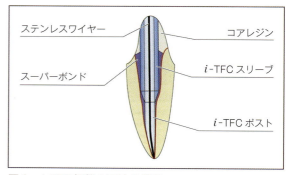

図1　*i*-TFC根築1回法の構造

表2　眞坂歯科医院における *i*-TFC根築1回法の歯内療法学的成功率①
2002年2月から2010年2月までの根築1回法の5年経過調査（眞坂2015[5]）

	術前根尖病変（＋）	術前根尖病変（－）	合計
対象歯数	17歯	38歯	55歯
症状を認めたもの	5歯	0歯	5歯
成功率	70.6%	100%	90.9%

表3　眞坂歯科医院における *i*-TFC根築1回法の歯内療法学的成功率②
2010年2月以降2011年4月までの処置歯を追加した96歯での5年経過調査

	術前根尖病変（＋）	術前根尖病変（－）	合計
対象歯数	36歯	60歯	96歯
症状を認めたもの	7歯	0歯	7歯
成功率	80.5%	100%	92.7%

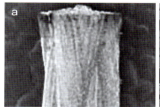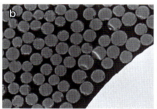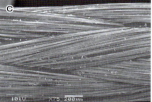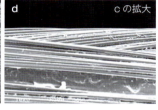

図2　FRP繊維の編み込み構造
a, b　*i*-TFCポストはステンレスワイヤーを中心にしてグラスファイバーを編み込んでポスト状に作り上げている．ファイバーの本数は*i*-TFCポストが8,000本，*i*-TFCスリーブが8,800本である．成分比率は*i*-TFCポストがファイバー45%・レジン21%・ワイヤー34%で，*i*-TFCスリーブはファイバー78%・レジン22%
c, d　*i*-TFCポスト（*i*-TFCスリーブも表面形状は同じ）は網目状にファイバー繊維を編み込んであるため，強度を増すためのフィラーを必要とせず，応力の分散にも寄与している．また，4-META/MMA-TBBレジンが編み込みの凹凸部に入り込むため，ポストとの良好な接着維持力を発現する

　i-TFC根築1回法は，根管部接着材として化学重合型の4-META/MMA-TBBレジン（スーパーボンド）を使用している．この材料は，ポスト・コア材料と歯質の接着を良好に維持するのみならず，根尖孔外部の歯周組織に対する組織親和性が高いため，術後の不快症状もほとんどみられず，根管充填の糊材単味としても有効である．また，根管内を十分に乾燥させれば，浸透性がよいために側枝にも流れ込み，死腔を作りにくいという利点もある．

　また，一般的にグラスファイバーポストを使用した支台築造では，時にファイバーポスト表面とポストレジンとの接着界面から剥がれて脱離する症例が報告されているが[7]，*i*-TFCのポストとスリーブは，FRP繊維の編み込みでつくられているため（**図2**），その編み込みの間隙に4-META/MMA-TBBレジンが浸透し，レジン部とポスト／スリーブ部の一体性を高めていてトラブルが少ないとされている[8]．加えて，*i*-TFC根築1回法ではポストの長さも根尖部まで確保できることで，接着面積が大きくなり，維持力が高くなる．

　根築1回法のもう一つの問題は，化学重合材である4-META/MMA-TBBレジンの硬化時間が長いことであった．混和液の流れを確保するためにモノマーを通常の4滴から5滴としていることにもよるが，10分程度の待ち時間が必要であった．

　この対策として，混和泥を注入した根管に*i*-TFCシステムのポストとスリーブを挿入した直後に，スリーブと根管壁の隙間にポストレジンを注入して余剰の混和液を押し出したうえで，コアレジンを入れたフォーマーを圧接してその上から光照射する方法を考案した．

　4-META/MMA-TBBレジン混和液の中にポストレジンを注入して光重合させることにより，ポストレジンの重合時発熱が混和液の化学重合を促進し，光照射後すみやかに次の操作である支台形成に進めるようになった．根尖部の混和液が未硬化であっても，歯頸部での接着維持がしっかりと確保されるため不安はない．

第3章　*i*-TFC根築1回法に必要な器材

1. マイクロスコープ

　当院では，日常臨床で診療用ユニットに設置したマイクロスコープを使用している．この機器の優れた点は，70歳代後半の老視を抱える筆者であっても，50μm単位の作業ができることである．再根管治療でのメタルポストやガッタパーチャポイントの除去，そして超音波ファイルを使う根管形成では，マイクロスコープの使用が必須条件となる．

　また，この精密な作業の状況がそのままモニター上に表示でき，それをフットスイッチで任意に記録できる．加えて，このマイクロスコープの画像記録用モニターをユニットの右横に設置しているが，これはアシスタントの正面になるため，これを見ることで根管内の作業の進行状態がよく理解できる(**図1**)ので，必要器材や薬剤をスムーズに術者に手渡し可能となる．

1)　マイクロスコープの選び方

　マイクロスコープによる拡大術野で行う操作は10μm単位の操作となるため，視野の移動操作がスムーズに行われなければならないが，この動きはマイクロスコープの取り付けアームのジョイント機構により操作性の良し悪しが大きく変わってくる．以下に示す作業において操作性のよい機種を選択したうえで，術者が細かい設定操作を熟知してこれを維持する必要がある．

①　静止画，動画が簡単に撮影できること

　マイクロスコープを使用することの利点は，拡大画像で操作できることであるが，術中の画面をその場で記録できることも大きな特色である．過去においては，治療を中断してカメラを構えて記録しなければならなかった．それが，術操作を中断することなくフットレバーを踏むだけで写真や動画として記録できるシステムは，ありがたい大きな進展である．

　ただし，この動画と写真の撮影方式も，ハイビジョンの内蔵カメラから外付けカメラまで種々あるため，操作性や画質にマイクロスコープの製品や機種による違いが大きい．記録操作が容易であること，画質が良いこと，記録データの整理が容易であること，これらをよく見極めることが必要である．

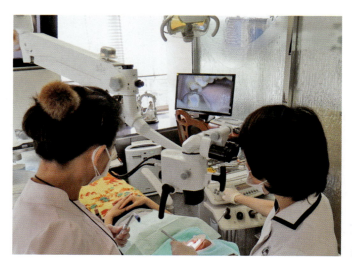

図1　アシスタントは正面のマイクロスコープ画像を見ることで，術者の作業進行状態を把握できる

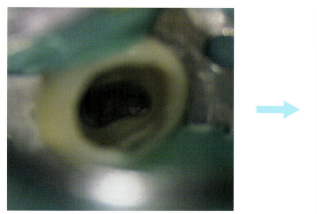 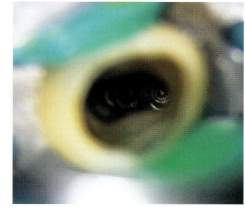

図2　録画画像の明度
　狭くて暗い根管内の記録画像は，カメラの明度を上げないと細部の識別が困難となる．記録した後で画像ソフトを使って調整することもできるが，できれば撮影時に調整できるほうが時間的に無駄がない．記録画像の明度調整機構は機種によって容易なものと煩雑なものがあるため，注意を要する

② 画像記録時におけるカメラの明度調整が容易なこと

　細くて暗い根管内部が鮮明にわかりやすい画像として記録できるようにするには，カメラの明度調整が容易であってほしい．細い根管の中を強拡大で視認し，それをカメラ画像に記録した場合，鮮明だったはずの視認画像が暗い画像となり判別できなくなる場合がある．これは，カメラの明度設定によるものであるが，この明度調整が撮影方式によって容易なものと煩雑なものがある．根管内視診記録のたびに煩雑な明度調整を行わずに済む機種が便利である（**図2**）．

③ 画像記録の保存管理が容易なこと

　撮影した写真や画像を保存管理するシステムが大きな条件となる．現在はデジタル化しているため，過去のスライド整理のような煩雑さはなくなった．しかし，撮影した資料を受療者別に整理したうえで，必要な情報（歯種別，症例別，施術法別等）を取り出す操作は，管理ソフトの内容で大きな違いが出てくる．ことに，大臼歯の根管内拡大図は，画像に歯種と近遠心・頬舌の位置記入ができると利便性が高まる（36頁：**図3**参照）．この画像管理ソフトは，一度決めると10年単位の長期の使用となるため，その選択には慎重を要する．

2）マイクロスコープ使用上の要点

　直視できない臼歯部の根管内部は，ミラーテクニックで操作することになるが，このミラーを使う操作は，片手操作になると同時に反射画像での操作となるため，その使いこなしが大変である．ことに下顎臼歯のミラーテクニックは，器具の前後の動きが実際のミラー像と逆になるため，惑わされないようにする必要がある．

　このため，可能なかぎりミラーを使わないで直視で操作ができるようにするのだが，そのためには可動域の大きい機種を選択する必要がある．可動域が大きければ，上顎の前歯，小臼歯の根管においても診療体位を大きく変えることなく直視が可能となる．

　しかし，臼歯部根管については，どのような機種であっても直視できないため，ミラーを使用する以外に方法がない（表面反射ミラーを使用）．

　一方，このミラー使用であるが，上顎臼歯の根管内操作についてはそれほどの難しさを感じないが，下顎臼歯は大変難しい．同じミラー使用操作でありながら，下顎は上顎と異なり前後の動きが逆に見えるため，このミラー映像には悩まされる．これには根管処理器具として使用する超音波切削のファイル先端を使用部位の位置方向へ屈曲することが効果的である（**図3**）．

2. 超音波切削機

　再根管治療では，手用ファイルやNi-Tiロータリーファイルで根管形成を行った後に，ほとんどの場合において超音波ファイルと超音波チップを使用している．回転ファイルで取り残されたイスムスやフィンをきれいに形成できるためである．回転式の切削バーで苦労していたことを思い出すと，狭くて暗い根尖部に位置する根管ファイルの先端部をマイクロスコープで目視しながら，振動加圧で切削作業ができるこの装置に感謝している．

　この超音波ファイルの特色は，好みの形に曲げて使用できることである．前述したように下顎大臼歯部のミラー像は前後が逆になるため難しい操作となるが，このファイルを屈曲することで操作を楽にすることができる．

　図3に示すように，あらかじめ目的とする部位（この場合は近心頬側根）に向けてファイルを屈曲しておき，根管内でその湾曲したファイル先端部が位置する根尖口を処置することで，ミラー像による迷いがなくなり，効率が上がる．

　また，超音波チップは種類の多いことも特色としてあげられるが，筆者は後述するようにVチップ（ナカニシ：V-TIP System）のホルダー部を加工し，ここに切削タービン用のダイヤモンドポイントを装着できるようにして活用している（図8-d）．ただし，これは薬事認可がない器具であるため，自己責任使用となる．

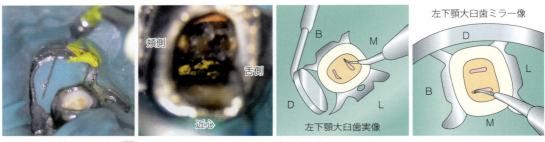

図3　下顎第一大臼歯（6̄）のミラーテクニックによる根管形成
　ことに近心根については難しい操作となるが，あらかじめ目的とする根尖口に向けてファイル先端部を屈曲することでこの操作を容易にすることができる

3. メタルポスト除去用カーバイドバー

　金属ポストを除去する際，根管に圧力をかけることを避けるために，すべてバーで切削するが，ポストが長い場合はポスト深部に通常の除去バーは届かない．シャンクが長く，歯頚部付近の余分な歯質を削らないように，刃が先端のみについているカーバイドバーを用いて，マイクロスコープを覗きながら丁寧に除去する．

　この際，要点は，常に新しいカーバイドバーを使用することで，切削力が落ちたバーは，切削時間がかかるだけではなく，横振れで根管歯質を誤削除する危険が大きい（図4）．

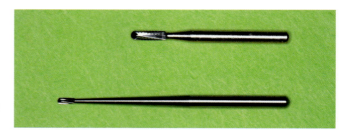

図4　ポスト除去用カーバイドバー
　ロングシャンク28mmと26mm（マニー：#330，26mm，28mm）

4. ガッタパーチャポイントとシーラーの除去用ファイル

ポストが除去できたら，次はガッタパーチャポイントの除去となるが，これが大変である．ことに垂直加圧根管充填で根尖部を満たしたガッタパーチャポイントを取り除くのが難しい．根尖病変があり，再治療を必要とされた場合には，このガッタパーチャポイントと根管壁の間にあるバイオフィルム（細菌が作る菌体外多糖の膜）を取り除かなければならない．

根尖部近くまではNi-Tiロータリーファイルや超音波用ダイヤモンドファイルで容易に除去できるが，難しいのが根尖部根管壁に付着したガッタパーチャポイントの除去である．通常は超音波ファイルで除去できるが，難しい場合にはマイクロエキスカを使用する．

図5はこの付着ガッタパーチャポイントを除去する手用のマイクロエキスカベータである．マイクロエキスカベータで削り取る処置は，時間を要するが効果はある．

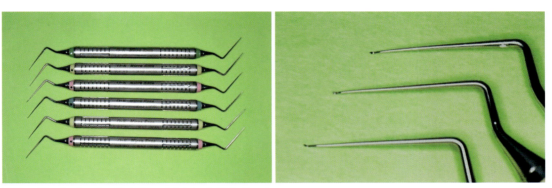

図5　ガッタパーチャ除去用マイクロエキスカベータ
ブレードの幅が0.3mmと0.5mmの2種類，向きが左右と上下の2種類，角度が25°と45°と80°の3種類，シャンクの長さが21mmと26mmの2種類と，豊富なバリエーションがある（O・Kマイクロエキスカ／背戸製作所）

5. エンドファイル

ガッタパーチャポイントを除去できたら，次は根管形成となるが，再根管治療の場合には取り残しの副根管やイスムスの探索から，側枝やフィンなどの複雑な根管への対処，そして誤って形成されたレッジやジップにどのように対処するか，その処置法が要点となる．

処置に際しては，手用ファイル（図6），Ni-Tiロータリーファイル（図7），超音波ファイル（図8）などを使うが，それぞれの活用方法は根管形態や術前の処置内容によって異なってくる．

上顎前歯部の単根管では手用ファイルが多く，大臼歯部ではNi-Tiロータリーファイルが多い．プロテーパーも，プログライダーとネクストが使えるようになってからは，効率が上がるようになった．特に，根管数が多く，指が入りにくい大臼歯部では重宝している．

超音波ファイルには多くの種類があり，用途もさまざまであるが，筆者が多用している製品を紹介する．エンド三角の除去や根管口の探索に使用する先端をダイヤモンドコーティングしたE15D，根管形成に使用する♯15と♯35のUファイルとエンドファイルダブル♯25，ならびにダイヤモンドコーティングしたダイヤファイルダブル♯3-Fで，これはイスムスや根管先端部の側枝の形成に便利である．さらに，破折線部の切り込みに使用する微粒子ダイヤモンドバーや破折歯再植術で破折片接着面部の清掃と接着後の破折接着面を平滑化するタービン用微粒子ダイヤモンドバーを装着したVチップシステムなどである（図8）．

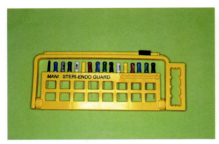
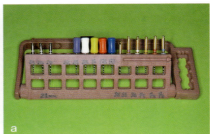
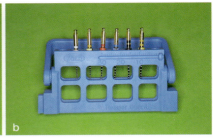

図6　手用ファイル
　♯08～♯80のKファイルと♯10の穿通ファイルをセットにして使用している

図7　Ni-Tiロータリーファイル
a　長い間プロテーパー・ユニバーサルを使用してきた．これにはガッタパーチャポイントの除去用ファイルとハンド用ファイルも用意されていた
b　プログライダーにプロテーパー・ネクストを組み合わせたセット（デンツプライ三金）．プロテーパー・ネクスト（X_1～X_5）は，手用穿通Kファイル10号の後にグライドパス専用のプログライダーを使い，その後にプロテーパー・ネクストを使用する

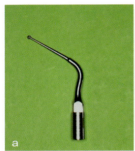
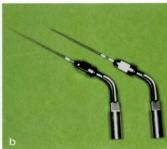
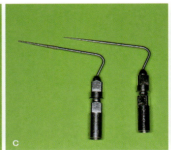
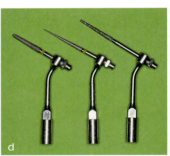

図8　超音波機器用ファイル・バー
a　エンド三角除去用のENDODONTICS E15D
b　UファイルホルダーE11に装着したUファイル33mmの♯15と♯35（ナカニシ）
c　エンドチップB EH2に装着したエンドファイルダブル♯25とダイヤファイルダブル♯3-F（マニー）
d　先端装着部のサイズを加工し，タービン用ダイヤモンドポイント（日向和田）を使用できるようにしたV-TIP SYSTEM V30（ナカニシ）

6. i-TFCポストとi-TFCスリーブ

　i-TFC根築1回法は，形成した根管に，①～③の手順で行う．
　①　練和した4-META/MMA-TBBレジンを注入したうえでi-TFCスリーブとi-TFCポストを挿入し，
　②　続いて光重合のポストレジンを歯頸部に圧入し，
　③　その上からコアレジンを入れたコアフォーマーを圧接して光硬化させる．
　ここで理解していただきたいのが，根管形成した歯根にi-TFCポストを適合させるためのポストの加工についてである．現在，筆者は90mmの長さで市販されているi-TFCポストを15mm，20mm，25mmの長さに切断し，これを，垂直根管用と湾曲根管用のポストに加工している．また，50mmの長さで市販されているi-TFCスリーブも，7～11mmの長さに切断したものと，漏斗状根管などでファイバーアレンジメントとしてスリーブの外側に挿入する短冊片として加工したものを容器に入れて準備している（図9）．

1）　湾曲のない根管用i-TFCポスト

　主に上顎前歯部が対象である．長さ15・20・25mmに切断した直径1.3mmのi-TFCポスト先端5mmの部分を，ISO規格の#60と#80の太さに合わせて作製している．また，#60と#80を混同しないようにするため，中間部に青と黒のマジックでマーキングしている．

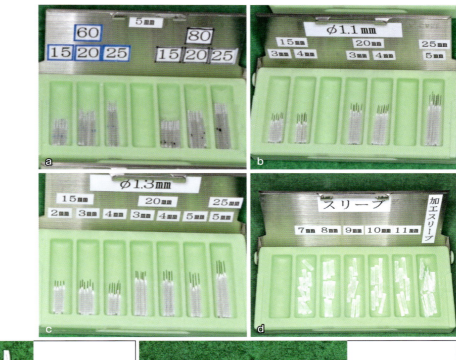

図9　i-TFCポストとi-TFCスリーブの加工

　i-TCFポストは，市販品は90mmの長さであるため，まずこれを15・20・25mmの3種類の長さに切断する

a　湾曲のない根管用としては#60（青で印記）と#80（黒で印記）に合わせて先端5mmを加工したものを準備する．加工は歯科技工所に依頼している

b，c　湾曲根管用としては，それぞれのサイズごとにワイヤーを2〜5mm露出させたものを準備する．直径1.1mmのもののワイヤー直径は0.3mmで，#30に相当する．同様に1.3mmのものは#40に相当する

d　市販品の50mmのi-TFCスリーブは，7〜11mmの長さの筒状のものに加え，短冊形に加工したものを作っておく

e　湾曲のない根管用のポストの拡大図

f　湾曲のある根管用のポストの拡大図．左5本は直径1.3mmの#30用，右3本は#40用

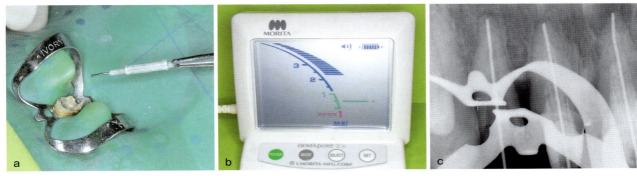

図10　ポスト先端部の位置の確認

　i-TFCポスト後端部のステンレスワイヤーを0.3mm露出しておくと，根管長測定器を接続しやすい．ポスト先端部の位置を確認できる

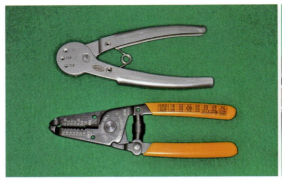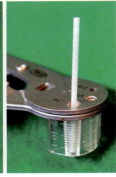

図11 ファイバーカッターとワイヤーストリッパー
　i-TFCポストを任意の長さに切断できるファイバーカッター（上）と，湾曲根管用にポスト先端部のグラスファイバーだけを切除しワイヤーを露出させる電気コード加工用ワイヤーストリッパー（下）

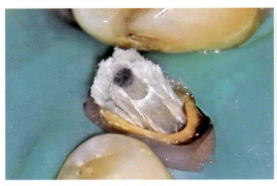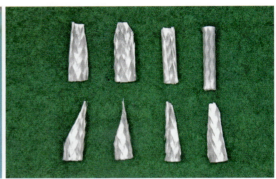

図12　ファイバーアレンジメント
　フェルールのない歯根や漏斗状根管でも，適切なファイバーアレンジメントを行えば，抜歯せずに保存できる

図13　スリーブの加工
　スリットを入れて幅径を大きくしたり，短冊形に切断して，根管内壁面部に緊密に挿入できる形態に加工する

　後端部のワイヤー露出0.3mmは，*i*-TFCポスト試適時に根尖部の位置を確認する，根管長測定器の端子接続を容易にするための配慮である（図10）．
　当院では，このISO規格に合わせたポストの加工を歯科技工所に依頼している．

2）湾曲根管用 *i*-TFCポスト

　i-TFCポストの先端部のファイバー部分を除去してワイヤーを3〜4mm露出させることで，湾曲根管部はこのワイヤーの屈曲により適合できるようにしている．
　直径1.1mmの*i*-TFCポストのワイヤーの先端径は0.3mmなので，ISO規格の#30用とし，直径1.3mmの*i*-TFCポストワイヤーは0.4mmなので#40用としている（図10）．
　加工は自院でファイバーカッターとワイヤーストリッパーを使って行っている（図11）．

3）*i*-TFCスリーブ

　再根管治療歯の多くは残存歯質が少なく，また，前歯部においては，保存治療の条件となる1mm以上のフェルールが確保できない歯根[1]や残存歯質の少ない漏斗状根管の症例が多い．このような歯は条件を満たさないからといって抜歯しなければならないのだろうか？
　筆者はこのような歯であっても歯根長が10mm以上あれば保存しているが，それによるトラブルは現在のところ生じていない．それは，この*i*-TFCスリーブをポストホール最外側の根管壁に近接して埋め込むファイバーアレンジメントのお蔭である（図12）．
　これは，漏斗状根管であっても，「根面内側面歯質に近接した最外側の位置にファイバースリーブを配置できれば大きな強度を確保できる」とする設計理論を根拠としたものであるが[2]，そのために必要なのが*i*-TFCスリーブの加工である．形は根管壁内周に挿入しやすいように，スリーブにスリットを入れたものや，短冊形にカットしたものを数種類準備しておくとよい（図13）．

7. ポスト形成用ダイヤモンドポイント

　i-TFCポストは，加工部から上の部分が直径1.1mmないし1.3mmの太さになるが，この部分はポストの強度を維持するために必要な太さである．したがって，この部分はポスト形成用のダイヤモンドポイント（図14）を使って根管を形成する．また，同様に直径2.0mmのスリーブに合わせたポスト形成も必要となる．

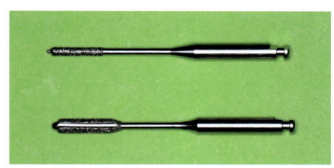

図14　ポスト形成用ダイヤモンドポイント
（日向和田精密製作所）
a　i-TFCポスト1.3mmの根管形成用ダイヤモンドポイント
b　i-TFCスリーブ2.0mmの根管形成用ダイヤモンドポイント

8. ポストレジン・コアレジンとコアフォーマー

　i-TFC根築1回法の特色は，操作時間が短く，根管充填後10分ほどで支台歯形成に入れることである．これができるのは，以下によるものである．

① ポストレジンとコアレジンが光重合硬化であること（図15）
② 歯頸部に注入したポストレジンの光硬化熱が4-META/MMA-TBBレジンの硬化時間を短縮すること
③ コアフォーマー（図16）を使うことで支台築造の操作時間を短縮できること

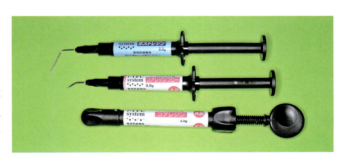

図15　ポストレジンとポストコアは光重合材
　ポストレジンは歯頸部に溢れ出た4-META/MMA-TBBレジンの上からニードルを使って注入することで硬化時間を短縮する

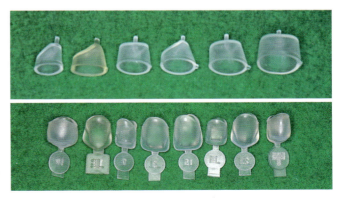

図16　コアフォーマー（ペントロン）（ニッシン）

第2編　歯根破折を予防し，根管治療を効率化するi-TFC根築1回法

9. 接着用材料

i-TFC根築1回法に用いられる接着用材料は，補綴装置装着に用いられるスーパーボンド接着システムと同様である（**図17**）．i-TFCポストとスリーブに対しては，表面処理材レッドとPZプライマーで被着面処理を行い，根管内歯面・破折歯面は表面処理材グリーンで歯面処理を行う．

可能なかぎり，接着当日のNaOCl使用は避けるようにしているが，やむなく使用した場合には，歯面に残存するNaOClの接着阻害作用を還元するために，根尖部に限定した使用を行い，表面処理材グリーンの使用前に十分に長くスーパーボンドアクセル液を作用させる．

破折歯片の接着，根管充填，臼歯部のMSBパックには，硬化時間が長く操作性の良い混和ラジオペークを使用するが，MSBパックの前歯部には審美的理由でティースカラーを使用する場合が多い．

① スーパーボンド クイックモノマー液
② スーパーボンドポリマー 混和ラジオペーク・ティースカラー
③ キャタリストV（TBBを主成分とした重合開始剤）
④ アクセル（歯質洗浄剤．残存NaOClを還元して接着力を回復させる）
⑤ 表面処理材グリーン（塩化第二鉄添加クエン酸），レッド（リン酸）
⑥ PZプライマーA液・B液（シランカップリング材．i-TFCポストとスリーブを切削して表面の樹脂加工面が剥離された場合，ファイバーとの接着性向上のために使用）

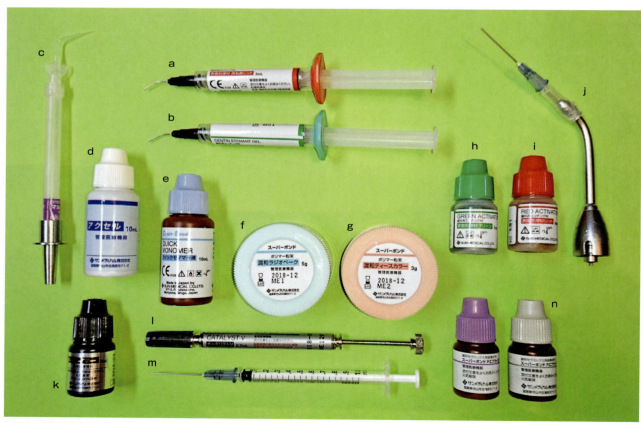

図17　接着用器材
a：表面処理材高粘度レッド，b：表面処理材高粘度グリーン，c：マルチサクション（ネオ製薬），d：アクセル，e：クイックモノマー液，f：ポリマー粉末混和ラジオペーク，g：ポリマー粉末混和ティースカラー，h：表面処理材グリーン，i：表面処理材レッド，j：加工したスリーウェイシリンジ，k：V-プライマー，l：キャタリストV，m：1mlシリンジとルートクリーンニードル23G，n：スーパーボンドPZプライマー

10. その他の使用器材

さらに，当院では，以下のような器材を揃えてある．

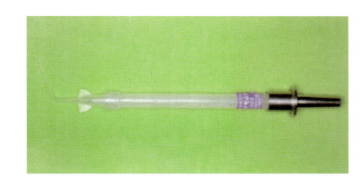

図18　根管治療用マルチサクション
　根管内の水分を吸引（ネオ製薬）

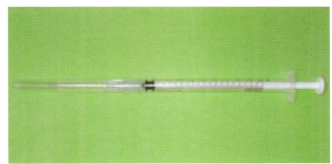

図19　ニプロシリンジとルートクリーンニードル
　1mlシリンジとルートクリーンニードル23G：混和したスーパーボンド液を根管内に注入するのに使用

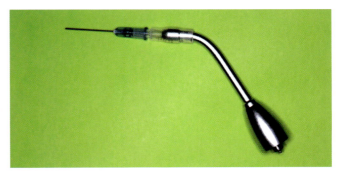

図20　根管乾燥用エアシリンジ
　スリーウェイシリンジにカットした1mlシリンジの先をとりつけ，根管内をエア乾燥できるように加工．クエン酸は，エンド用洗浄シリンジに入れて根管内に注入しやすいように用意

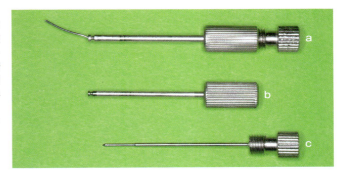

図21　マセランキット
　i-TFCポスト中央のワイヤーが，鉗子などで把持できない場合は，マセランキットを使用する．マセランキットのエキストラクターは，外管と挿入部品からなり，可動ネジを締めることにより，外管と内部の金属棒との間にワイヤーを把持固定して，除去する仕組みである
a　ワイヤーを把持した状態のマセランキットエキストラクター
b　エキストラクターの外管
c　エキストラクターの挿入部

第4章 *i*-TFC根築1回法のポイント

1. *i*-TFC根築1回法の利点

　i-TFCシステム（*in situ* Treatment Filling and Core System）における根築1回法は，これまで述べてきたように，従来のガッタパーチャポイントとメタルポストを使用した失活歯治療の欠点を改善するために開発したシステムであり，以下の条件を踏まえている．

> ① 根管ポストの素材を，歯根破折の原因となる弾性係数の大きいメタルから，弾性係数が象牙質に近似したグラスファイバーとコンポジットレジンの複合素材（*i*-TFCポスト）に変える
> ② 封鎖性と維持力を良好にするため4-META/MMA-TBBレジンを根管充填用シーラーとして使用する
> ③ 時間効率を上げるために，根管充填がそのまま支台築造体となるようにする
> ④ 再根管治療が必要とされた時，根管口明示と再根管形成が容易に行えるようにする

2. 再根管治療を容易にすることは術者の精神的負担を軽くする

　現在，歯科医師が行う治療のなかで，歯冠修復歯の再根管治療は治療頻度が高く（図1）[1]，そのうえ，治療成功率が低い．また，再根管治療の対象歯は，多くの問題点を抱えていることが指摘されている．それは，初回の根管治療の不備による根尖病変，器具の誤用によるパーフォレーション，歯根象牙質の減少，歯質の脆弱化などであり，これにより，再治療法の選択や治療内容が制限される．

　加えて，メタルポストが装着された歯の再治療では，最初にメタルポストの除去という困難な前処置が必要となる．このメタルポストの除去は，歯根破折やパーフォレーションのリスクが大きいため，デンタルX線画像で長く挿入されたメタルポストを見ると，臨床医は頭を抱える事態となる．

　このため，再・再根管治療を必要とされた場合においても，この根管内のポスト除去が容易に行えるようにする．これが*i*-TFC根築1回法開発の目標の一つであった．

　再根管治療の治療成績が50〜75％[2]といわれる状況下で，自身が治療した治療歯が，力及ばずして良好な結果が得られなかった場合にあっても，容易に再（再）根管治療が行えるものであれば，術者としての精神的負担は軽くなる．*i*-TFC根築1回法のシステムでは，ポスト中にステンレスワイヤーを埋入し，必要時にこのワイヤーを引き抜くことで，短時間で綺麗に根管を開口できるようにしたのは，このような考えがあったためである．

　また，根管形成からやり直したい場合，「シーラーに4-META/MMA-TBBレジンを使用していると再根管治療時の根管形成を難しくするのではないか」という質問を多く受けるが，これは全くの誤解である．

　4-META/MMA-TBBレジンは，注水を行わない超音波ファイルの振動加熱で軟化するため（約60℃），簡単に掘削除去できる利点がある．

　i-TFCポスト本体も同様に，超音波ファイルでの低加熱により，レジンで結合したファイバーがバラバラになり，容易に除去できることは，このシステムの大きな利点である．

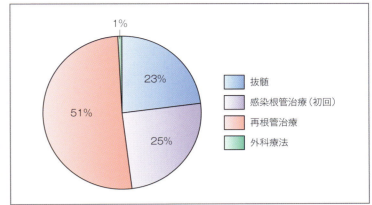

図1　歯内療法での再根管治療の割合が高い
日本大学歯学部付属歯科病院における根管治療に対する疫学的調査成績[2]

3. 根管充填をためらわない

　メタルポストによる支台築造においては，経過不良で再根管治療を必要とされた場合のリスクがあまりにも大きかったため，根管充填を行う時期に迷うことも多かった．しかし，このシステムになってからは迷いがなくなり，時間効率が大きく向上した．経過が不良であれば，ワイヤーを引き抜くだけで支台築造体が隔壁となり，テンポラリークラウンや装着冠の咬合面から容易に根管を開口できるためである（54頁参照）．

　このような考えと臨床実績の積み重ねにより，現在は，初日にメタルポストおよびガッタパーチャポイントの除去・根管形成・根管消毒を行い，次回のアポイントで根管充填と築造を同時に行う i-TFC根築1回法で処置し，テンポラリークラウンを装着した状態で症状の改善を確認できるまで経過をみる治療法となった．

　来院回数を大幅に削減できるシステムができあがり，受療者にも好評である．

4. 再根管治療時にクラウン除去の必要はない

　クラウン装着歯の再根管治療では，クラウンを撤去したうえで根管治療を行うことが一般的であるが，i-TFC根築1回法のシステムでは，クラウンを外さずに，前歯部では唇面から，臼歯部では咬合面からの窩洞形成で根管へのアプローチを行っている．

　これは，ラバーダムの装着を行いやすくするためと，テンポラリークラウンの作製時間を節減するためである．大臼歯部については形態的に歯冠部の残存歯質が多く，これをデンタルX線写真で確認できるため，クラウン脱離の不安はない．また，再根管治療後，形成した窩洞に対し，CR充填で治療終了とすることも可能である．

　前歯，小臼歯部の漏斗状歯根については適用できない場合もあるが，これもX線写真で確認することができる．処置中にクラウンが外れた症例もあるが，その場でスーパーボンドで接着し目的を果たしている．

5. 根尖閉鎖・側枝・イスムス等におけるバイオフィルムの除去

　根管治療での予後不良の原因として，根尖部の閉鎖根管，側枝，イスムス等の未処置部におけるバイオフィルムの存在があげられ，これまでその対処の難しさに苦労してきた経緯がある．

しかし，近年はCBCT画像，マイクロスコープ，超音波切削ファイルなどの使用で大きく改善できるようになった．

コーンビーム画像による三次元的根管形態を頭に入れた状態で，マイクロスコープの拡大像を見ながら，超音波切削ファイルでイスムスや側枝を開拡する．この手法により未開拡の副根管や大臼歯近心根の2根管，ならびに樋状根なども容易に処置することができる(**図2**)．

ここで期待しているのが先に述べた，リバスクラリゼーションを活用した再生歯内療法である．本来，リバスクラリゼーションは歯髄壊死に陥った根未完成歯における血管再生を基にした治療法であるが，近年においては成長因子の導入による歯根完成歯における再生療法としても期待されている[3]．

超音波ファイルによる根尖部の根管開拡は，一歩誤ると根尖部破壊を起こしかねない．しかし，このリバスクラリゼーションの活用を考慮すれば，破壊を恐れず積極的に根尖部を開拡し無菌化を遂行し，この開拡した根尖部を組織親和性の良好なスーパーボンドで封鎖することで，根尖組織を再生できるのではなかろうかと考えている．

実際に，現在はこの手法で良好な治療成績を得られるようになった．26頁**図1**に示した根尖孔破壊症例の17年経過がこの期待を後押ししている．

6．根管消毒・洗浄・根管貼薬

1) 根管消毒・洗浄

根管開拡・形成の後に行う細菌を除去するための根管消毒・洗浄・根管貼薬は，治療成績に大きくかかわる．

根管洗浄には殺菌作用の強い有機質溶解剤である6％の次亜塩素酸ナトリウム(以下，NaOCl)，ならびに根管壁に付着したスメアー層を除去する無機質溶解剤として，3％と18％のEDTAを使用しているが，問題はこの薬剤の使用方法である．

薬剤の洗浄効果を上げるには，常に新鮮な薬剤を供給し，有効濃度を一定に維持しなければならないが，一般的に行われているシリンジを使って注入する洗浄法では，根尖狭窄部における薬剤の灌流操作が難しいため，良好な洗浄効果が得られていないのが実情である．

このような状況下で，解決手法として注目しているのが超音波吸引洗浄法(Ultrasonic

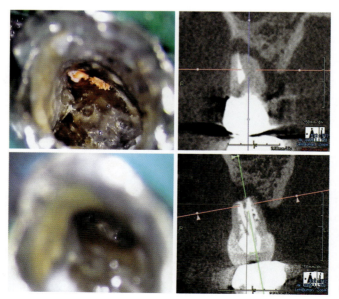

図2 根管治療の実際
CBCT画像による3次元的根管形態を頭に入れた状態で，マイクロスコープの拡大像を見ながら，超音波切削ファイルでイスムスや側枝を開拡

aspiration technique：UAT）である[4]．これはNaOClやEDTAをシリンジで注入する一方で，超音波振動させた吸引針を使って，使用済みのNaOClやEDTAを吸引して薬剤を灌流させる装置である（**図3**）．超音波振動させた吸引針は削片が詰まりにくく，デブリス発生点の近くで吸引できるため，汚物除去効果が大きいとしている．ただし，この装置は商品化していないため，開発者の小林は自作をすすめている[5]．早期の商品化を望むところである．

2） NaOCl接着阻害対策

根管洗浄で注意すべき点としてNaOClの接着阻害がある．NaOCl使用直後の根管壁への4-META/MMA-TBBレジンの接着は強度が落ちるとされている．アスコルビン酸（アクセル）による還元処理で80％までは改善できると報告されているが[6]，原則的には十分なNaOClによる根管洗浄の後に，1週間以上の期間をあけ，接着阻害がなくなった時点で*i*-TFC根築1回法を行っている．しかし，根築1回法を行う直前にNaOClを使用したい場合もあり，その際には根尖部のみの消毒とし，超音波切削ダイヤモンドファイルで根管壁の新鮮面を露出させたうえでアスコルビン酸処置を行い，*i*-TFC根築1回法を行っている．

現状，5年経過統計では，この方法により，築造体の脱離トラブルは起きていない．

3） 根管貼薬

これまでの長い間，根管貼薬はスタンダードといわれる水酸化カルシウム（マルチカル）を使用してきたが，ここへきてあらためて注目しているのが3Mixである．これは日本で開発された手法であるが，この抗菌作用が世界的に注目されているため[7]，筆者はこの3Mixに大きな期待を抱いて，遅ればせながら取り組みを始めたところである．

歯科治療に使用する3Mixは，メトロニダゾール，シプロフロキサシン，ミノサイクリン3種類の抗菌剤の混合使用であるため，厚生労働省の認可がない．

このため，使用者の自己責任となること，ならびに，感染根管治療に使用するマクロゴールとプロピレングリコールを基材にした3Mix-MPについては，日本歯科保存学会が公式見解として「保存領域の治療に常用する薬剤として，現状では容認しがたい」としているため，臨床医としては対応に苦慮しているが，まずは良好な治療結果が得られることが優先されると考え，試用している．

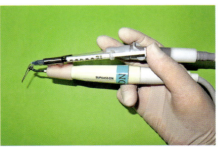
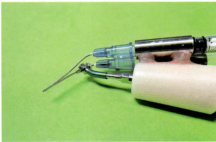
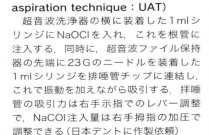
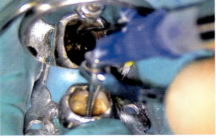
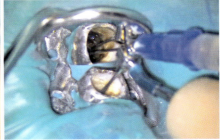

図3 超音波吸引洗浄法（Ultrasonic aspiration technique：UAT）
超音波洗浄器の横に装着した1mlシリンジにNaOClを入れ，これを根管に注入する．同時に，超音波ファイル保持器の先端に23Gのニードルを装着した1mlシリンジを排唾管チップに連結し，これで振動を加えながら吸引する．排唾管の吸引力は右手示指でのレバー調整で，NaOCl注入量は右手拇指の加圧で調整できる（日本デントに作製依頼）

7. 4-META/MMA-TBBレジンによる根管充填と根管乾燥

　根管形成・開拡で汚染象牙質を除去し，根管洗浄により除菌操作を行った後は，この開拡した根管の完全封鎖と支台築造体の構築・維持を行う．

　過去においては，この封鎖材と構築維持材に組織親和性と封鎖性，ならびに維持力の問題があったため，操作性の煩雑さと治療回数の改善を行うことができなかった．しかし，根管内の乾燥を確保すれば，根管細部に自ら流れ込み，そのうえ，良好な象牙質に対する接着封鎖と維持力を発現できる4-META/MMA-TBBレジン（以下，スーパーボンド）の活用により，事態が大きく変わった．

　再根管治療では根尖形態が破壊された症例や根管穿孔を抱えた症例も多いが，このような症例も，根管消毒が完遂できれば良好な治療結果を獲得できる．根管破壊部の炎症を治め，浸出液がなくなれば，根管充填時の根管内乾燥が十分に行えるので，スーパーボンドの組織親和性を活かした根管の充填封鎖ができるためである．

　このスーパーボンドにおける根管充填封鎖維持材としての利点と利便性は，いまだ歯科医療界で理解されていない部分が多いと思われるが，いずれは広く認知されるであろう．

　スーパーボンドは歯冠修復物の接着維持から始まり，その優れた組織親和性から歯髄[8〜10]と歯根膜[11]の保存治療と歯周パック[12,13]（MSBパック）へと進み，現在，最も期待されるのが根管治療の分野である．

　TBB触媒を活用した接着材は4-META/MMA-TBBレジンだけで，この材料は市販されてから33年もの間，変わることなく使用され続けてきた．日本が誇る歯科用材料として，これから世界の多くの歯を抜歯から救い，健康維持に貢献し，感謝される日が来ることを期待している．

8. 施術時間の短縮

　根管充填用シーラーに関しては，ダッペンディッシュの冷却を必要としなくなったポリマー粉末として2009年より追加発売された「ラジオペーク」の使用が要点となる．このポリマー粉末は，流動性が良く操作時間も長いが，根管充填用シーラーとしての流れと浸透性をより良くする目的で，モノマー液を通常の4滴から5滴に増やして使用する．モノマー液を増やすと接着強度が落ちることを心配するが，それは問題はない（モノマー液の量の使い分けは，99頁参照）．

　調合した混和泥を1mlのロック式シリンジに吸い上げ，これに25G（先端直径0.5mm）のニードルを装着し，エアシリンジに装着したニードルを使って送風乾燥した根管根尖部から流し込む．そのうえで，根管に満たされた混和泥の中にスーパーボンド混和泥を中空部に注入したi-TFCスリーブを挿入し，このスリーブの中に，i-TFCポストを挿入する．次に，挿入したスリーブとポスト周囲にポストレジンを注入し，その上から内腔にコアレジンを満たしたコアフォーマーを圧接し，光照射を行う（105頁）．

　この間，時間にして約3〜5分ほどであるが，この光照射によるポストレジンとコアレジンの硬化時発熱が歯根歯頚部のスーパーボンドの化学重合の硬化時間を速めるため，コアレジンへの光照射を終えコアフォーマーを外したらそのまま次の支台歯形成に入ることができる．根管乾燥から始めて，根管充填と支台築造を終えるまでの時間はおおむね10分ほどである．

Column 5　マイクロスコープ使用による肩凝りの解消法

眞坂信夫

　マイクロスコープには絶大なる感謝の念を抱いている．老視高齢者になっても若手に引けをとらない精密技能を駆使できるのは，マイクロスコープあってのことだからだ．

　しかし，マイクロスコープ使用における最初の悩みは，長時間にわたる10μm単位の操作姿勢からくる肩凝りの辛さであった．

　これを使いこなせるようになってからは，1日中接眼レンズに張り付いている状態となり，それだけに仕事が終わった後の肩の凝り固まりは辛くなる一方だった．この大問題を解消できたのは，8年前から始めた朝のウォーキングとラジオ体操のおかげである．両腕に500gのウエイトベルトを巻き付け，腕を前後に大きく振りながらウォーキングし，その後ラジオ体操の会場に向かう．

　朝のウォーキングとラジオ体操，これは実は人間ドックでの保健指導により始めたものである．毎年受けていた人間ドックで悪玉コレステロールの値が大きくなり，数値を下げる必要があること，それにはウォーキングが効果的であるとの指導を受けたのである．

　さっそく翌日から開始したのだが，これが新緑の時季であったことも幸いした．季節の花と緑が目にやさしく，頭も冴えて，歩きながらその日の予定と課題を思考する．朝のウォーキングとラジオ体操は，これまで全く経験したことのない世界で，人生がより豊かになったと感じた．

　この両者は朝食前の約1時間に行うのだが，効果は抜群で，半年後には問題だった検査値を安定させることができた．また，それ以上にありがたかったのが肩凝りがなくなったことである．

　ラジオ体操は，最初は自宅近くの八幡神社の境内でたった一人で行っていたが，今は仲間が増えて，20人ほどになっている．この仲間がまた素晴らしく，わずかな時間ではあるが，体操を終えた後に交わす会話が楽しい．最近は家内も付き合うようになった．

　新緑の季節もよいが，より素晴らしいのは12月の冬至の時期だ．家を出るときは真っ暗だが，体操が終った頃に神社正面から登る朝日の素晴らしさは言葉にできない．冷たい空気の中で仲間と体を動かすことは，なんとも気持ちがよいものである．昨年からは，この朝のウォーキングを5,000歩に定めた．続けていると，思ったより疲れることもなく，心身ともに爽快になる．休日には10,000歩を歩く日もあり，スマートフォンに記録される毎日の歩数グラフは，大きな励みになっている．ラジオ体操は日本が生んだ優れた健康文化と感謝している．

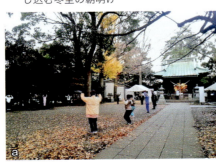
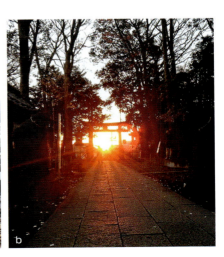

a　2008年から続いている毎朝6時30分のラジオ体操
b　ラジオ体操を終えた頃に神社正面から差し込む冬至の朝明け

第5章　*i*-TFC根築1回法の実際

1. *i*-TFC根築1回法の基本手技

　第5章では，*i*-TFC根築1回法の手技を示す．再治療では，前述したように，最少3回の来院で治療終了となる．

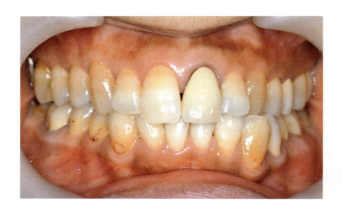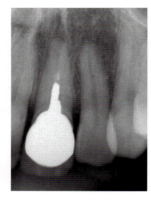

図1　*i*-TFC根築1回法の基本手技
a　50歳，女性．|1 の根尖病変と咬合痛を主訴に来院．フェルールが確保されているため，クラウンを除去せず唇面よりアプローチすることとした

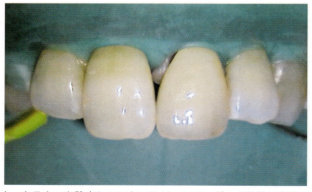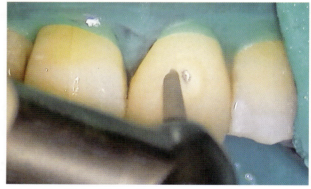

b　クラウンを除去していないので，ラバーダムの装着は容易である．ダイヤモンドバー（ラウンドエンドテーパー／MARY DIA）で，唇面のメタルボンドのポーセレンをコア部分まで除去

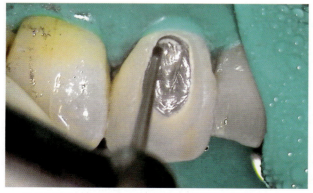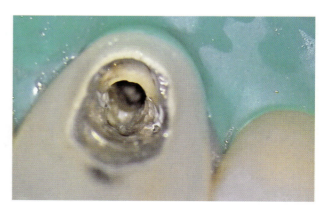

c　メタルポスト除去用カーバイドバーでポスト部を除去

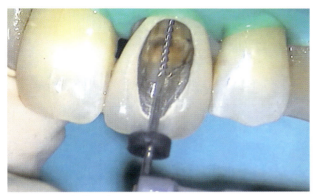

d #60まで根管形成，根長は22mm

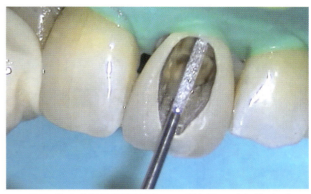

e *i*-TFCポスト窩洞（窩洞直径1.3mm，深さ18mm）をポストバーで形成

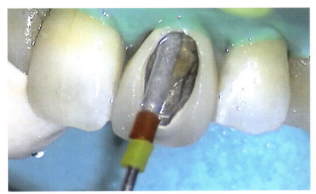

f *i*-TFCスリーブ窩洞（窩洞直径2.0mm）を形成

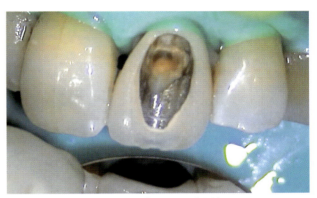

g 根管内のポストとスリーブの窩洞形成を終了

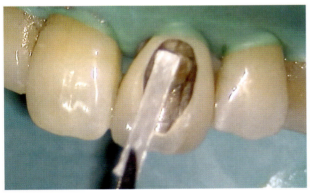

h *i*-TFCスリーブ（長さ10mm）を試適

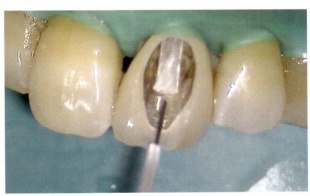

i 歯冠側の先端0.3mmのグラスファイバーを切除し，ワイヤーを露出させた*i*-TFCポストをスリーブ内に入れ，試適する

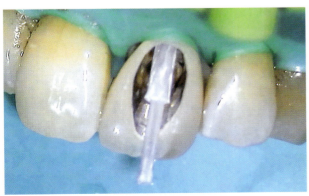

j 試適した*i*-TFCのスリーブとポスト．この状態でポスト先端部に根管長測定器の端子を接続することで，ポスト先端部の位置を確認できる

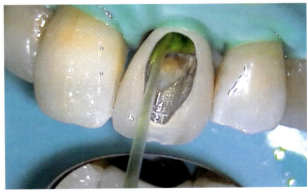

k 表面処理材グリーンを使用（NaOClを用いた場合は，スーパーボンドアクセル液で中和後に表面処理を行う）

第2編　歯根破折を予防し，根管治療を効率化するi-TFC根築1回法

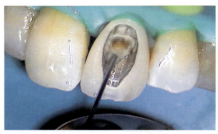
l　加工したスリーウェイシリンジで根管内を根尖部から乾燥．気腫を作らないようマイクロスコープで確認しながらエアを静かに流し込む

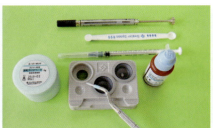
m　キャタリスト1滴，クイックモノマー5滴，ラジオペークを計量器で1杯の混和泥をシリンジに吸引し，25Gのニードルを装着

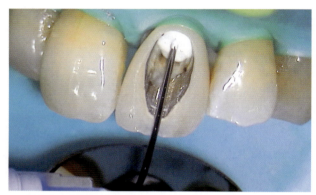
n　根管内の乾燥を確認後，スーパーボンドを根尖部からシリンジで注入

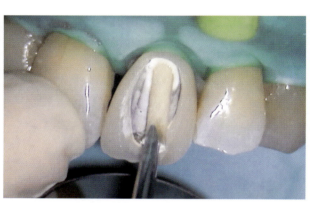
o　スーパーボンドで内腔を満たしたスリーブを根管に挿入

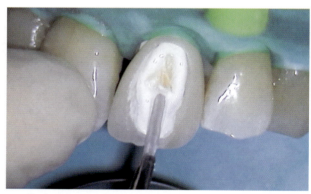
p　ポストをスリーブに挿入

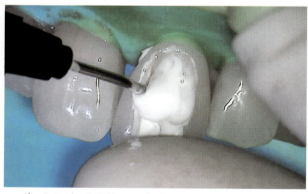
q　ポストレジンを可能なかぎり根管内に押し込む（スーパーボンドが押し出されてくる）

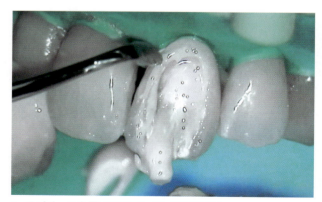
r　スパチュラを用いてコアレジンを圧接する

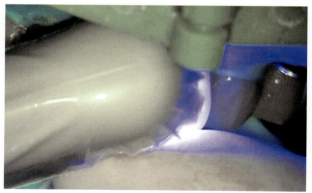
s　光照射（1分）．必要に応じて照射を繰り返す

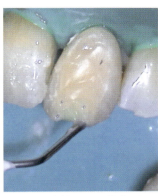 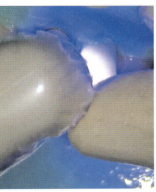 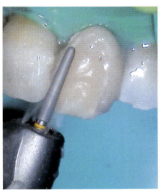 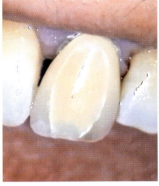

t　唇面は充填用コンポジットレジンを用いて封鎖する．審美性を確保するよう形をある程度整えて光照射．その後，FFバーで形態修正．クラウンの除去なしで i-TFC根築1回法を終了

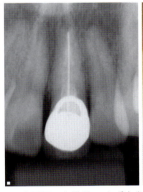 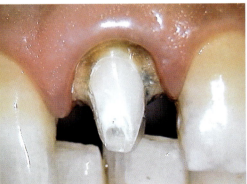 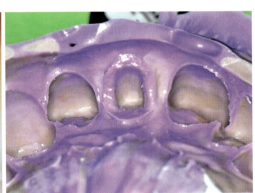

u　2回目の来院時．まず支台歯形成を行い，続いて印象採得

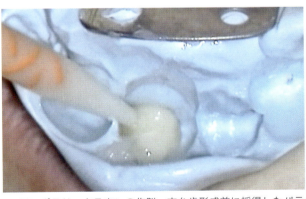 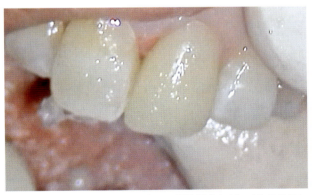

v　テンポラリークラウンの作製．支台歯形成前に採得したパテシリコーンの印象体に，オートミックスの即時重合レジン（ルクサテンププラス／ヨシダ）を注入し，形成歯に圧接する．この手法でテンポラリークラウンの作製が短時間で容易に行えるようになった

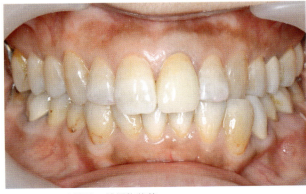 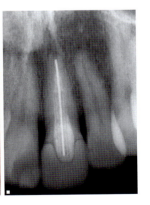

w　3回目の来院時．補綴物装着

2. i-TFC根築1回法で治療した臼歯は，I級窩洞で再根管治療ができる

　再根管治療が必要となった時，クラウンを外して根管形成を行うのが一般的である．しかし，i-TFC根築1回法の場合には，咬合面に窩洞を形成し，ワイヤーを引き抜くだけで再根管治療ができる．

　さらに，受療者の了承を得られれば，咬合面窩洞はCR充塡でも問題はない．

　図2に再治療の実際を示す．48歳の女性で，2010年4月に5|の歯根破折で来院，2011年2月にi-TFC根築1回法で治療を終了したが，2015年3月に同部に咬合痛と違和感を訴え再来院し，再治療を希望された．

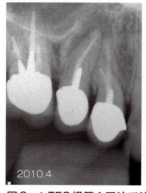 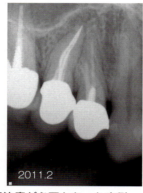 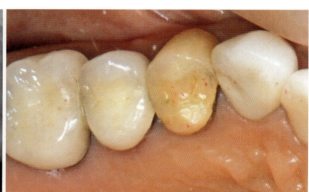

図2　i-TFC根築1回法で治療後，再治療が必要となった症例
a　初診時
b, c　5|の歯根破折治療終了時

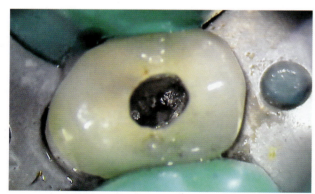 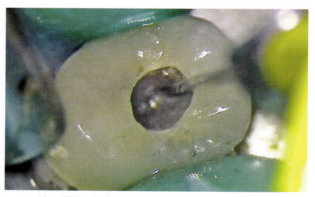

d　咬合面にI級窩洞を形成し，ワイヤーを明示する
e　ワイヤー周囲を超音波ファイルで掘削．注水を止めて掘削すると，振動加熱でスーパーボンドが軟化するため，除去が容易

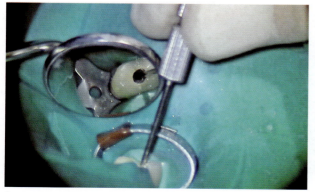 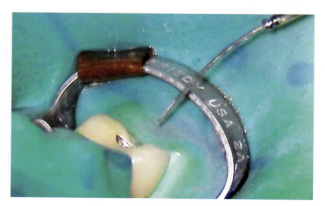

f, g　マセランキットを挿入し，ワイヤーを引き抜く

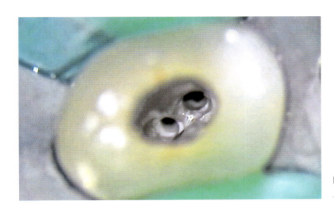

h 根管形成を終えた状態．根尖部のスーパーボンドはリーマーで容易に穿通できる

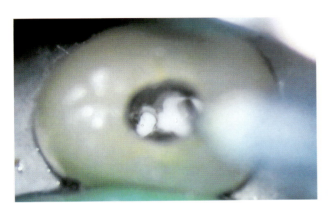

i 根管充填

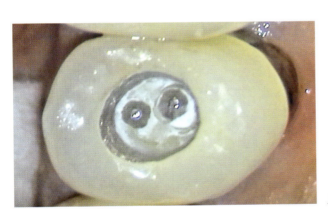

j 根管充填終了時

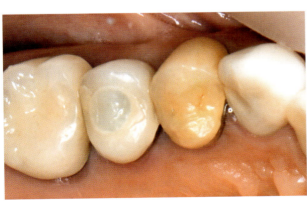
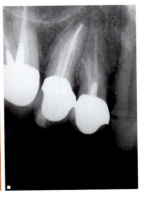

k, l Ⅰ級窩洞をポーセレンインレーにて修復

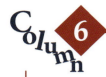

Column 6　スーパーボンドの生体親和性

下野正基

　生体親和性（bio-compatibility）とは，生体材料の有すべき最も重要な条件の1つで，「生体内でアレルギー反応を起こさず，非発癌性で，同化吸収されず，体外に排出されず，線維組織に包埋隔離されることなく，周囲組織とよくなじみ器質化すること」とされている[1]．

　周知の通り，スーパーボンド®は4-META/MMA-TBBレジンのことである．ここでは，象牙質・歯髄複合体および歯周組織におけるスーパーボンドの生体親和性について述べる．

◆ 象牙質・歯髄複合体におけるスーパーボンドの生体親和性

(1) スーパーボンドの細胞増殖への影響

　スーパーボンドの生体親和性，安全性を検討するために行ったわれわれの細胞増殖能試験から，培養線維芽細胞に対して硬化したスーパーボンドは積極的に細胞を増殖させないものの，死滅させることもなく，為害作用のないことが明らかとなった[2]（**図1**）．

(2) スーパーボンドの細胞毒性試験

　硬化したスーパーボンドは細胞増殖にほとんど影響を与えないことがわかったが，重合するまでの間に影響することはないのかが問題となる．スーパーボンドはPMMAポリマーと4META/MMAモノマー，さらには触媒TBBによってラジカル重合を起こすとされている[2〜4]．そこで，このレジンが重合までの間にどのような影響を細胞に及ぼすのかを，ミリポアフィルター重層法を用いて検討した．その結果，レジン練和直後から10分後までは弱い細胞毒性を示したものの，その後は全く毒性を示さなかった[2,5]．

(3) スーパーボンドの歯髄への影響

　ラット露髄面にスーパーボンドを直接応用しても，炎症性変化は観察されず，骨様象牙質が形成されていた．ビーグル犬の前歯および臼歯を露髄させ，スーパーボンドを直接覆髄して1カ月後の歯髄の変化を観察したところ，歯髄には炎症性の変化や壊死などは全くみられず，健康な歯髄がレジンと隣接して存在していた（**図2**）．一部にはデンティンブリッジが形成されていた．

　さらに，スーパーボンドが歯髄細胞の増殖活性や神経線維の形成にどのような影響を与えるのかを検討したイヌの実験から，スーパーボンドによる直接覆髄は，細胞増殖活性を長時間残存させ，神経線維の再生を遅らせることが明らかにされた．

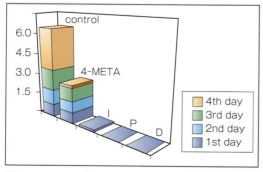

図1　スーパーボンドに対する培養線維芽細胞の細胞数の変動．スーパーボンド（4-META）は対照群（control）よりは少ないが細胞が死滅することはなかった（下野2011[2]より）

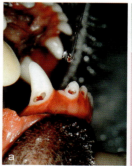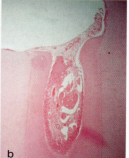

図2　ビーグル犬の歯を露髄させ，スーパーボンドで直接覆髄した（a）．bは1カ月後の歯髄を示す病理組織像．炎症や壊死はみられず，スーパーボンドは健常な歯髄と接している（下野2011[2]より）

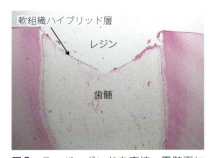

図3 スーパーボンドを直接，露髄面に載せると，デンティンブリッジが形成されたり（45％），されなかったり（55％）する．スーパーボンドと健常な歯髄との界面にはハイブリッド層（軟組織ハイブリッド層）が形成される（下野2011[2]より）

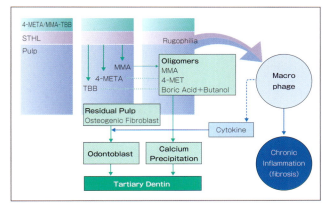

図4 軟組織ハイブリッド層とマクロファージ出現の関連（下野2011[2]より）

これらのことから，動物実験ではスーパーボンドが歯髄に為害的に作用していない，つまり生体親和性が高いと考えられた[2,5]．

被験者の理解と同意を得て，歯科矯正治療による便宜抜去歯を用いてスーパーボンドを間接または直接歯髄に応用した．間接覆髄では，歯髄には全く炎症性変化はみられなかった．直接覆髄では，露髄面の一部もしくは全部に及ぶデンティンブリッジの形成が45％に認められた．しかし，55％にはデンティンブリッジは形成されず，健全な歯髄組織がスーパーボンドと接していた（図3）．炎症性反応は全例に観察できなかった．

明らかな象牙芽細胞が観察されたのは48％で，歯髄内に充血・出血が見られたのは1.5％，マクロファージの出現は23％であった[2,5]．また，再生された象牙質が骨様象牙質ではなく細管象牙質であったのは，このレジンによる刺激がきわめて軽微であったためと考えられた．

スーパーボンドを歯髄に直接応用した場合の変化を要約すると，①炎症性反応は起こらない，②デンティンブリッジは約半数に形成される，③マクロファージが出現することがある，④細胞増殖活性が引き起こされる，⑤神経線維の再生が遅れる，などの変化を惹起するものの，スーパーボンドは生体親和性が強く，組織為害性はほとんどない，と言える[2]．

スーパーボンドを直接歯髄に応用すると23％もの例にマクロファージの出現があったが，これは，①歯髄組織と4-METAレジンとの界面が粗造であることによってマクロファージが引き寄せられる現象（ルーゴフィリアrugophilia）が起こった，②レジン重合が進むにつれTBBキャタリストから分解・溶出したホウ酸とブタノールを排除するためにマクロファージが出現した，などの理由が考えられる[2,5]（図4）．

（4）スーパーボンドの接着封鎖性とハイブリッド層

生体親和性に加えて臨床的に極めて重要なスーパーボンドの機能は，ハイブリッド層がエナメル質や象牙質のみならず歯髄との間に形成され，その接着封鎖により象牙質・歯髄複合体を微小漏洩から防御することである[2]．ハイブリッド層とは，レジンを歯面上で硬化させて歯質を接着させた時に歯面表層部に生成されたポリマーとコラーゲン・ハイドロキシアパタイトなどの歯質構成分子とが絡み合った層のことで，樹脂含浸層ともいう．脱灰した歯質にレジンが浸透硬化してできた層であり，塩酸に溶けない耐酸性の層である[3,4]．スーパーボンドを直接歯髄に応用すると，その界面にハイブリッド層が形成され，軟組織ハイブリッド層と呼ばれている[5]（図3）．

Column 6

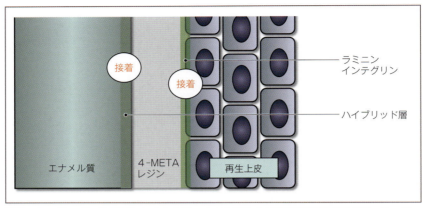

図5 スーパーボンドの再生上皮およびエナメル質との接着機構を示す模式図．スーパーボンドは，再生上皮とは接着タンパク（ラミニンおよびインテグリン）によって，エナメル質とはハイブリッド層（樹脂含浸層）によって接着する（下野2011[2])より）

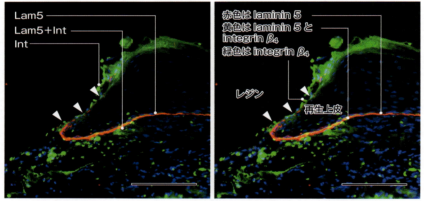

図6 歯肉切除後の創面にスーパーボンドを応用して3日後の二重免疫蛍光染色．再生上皮とスーパーボンドの間に赤色の蛍光を示すラミニン-5と緑色蛍光のインテグリンβ_4が観察できる．黄色は赤色と緑色の蛍光が混ざっていること，つまりラミニン-5とインテグリンβ_4の両方の蛋白が発現していることを意味している（下野2011[2])より）

◆ 歯周組織におけるスーパーボンドの生体親和性

（1）再生上皮とスーパーボンド

　スーパーボンドが歯肉パックとして有用であるか？ またレジンが歯肉切除後の再生上皮にどのような影響を与えるのか？ を明らかにするために，ラットの第一臼歯および第二臼歯をエッチング，水洗の後，口蓋側歯肉を約1mm幅で切除した．次いで，切除部全体を覆うように4-METAレジンを塗布し，レジン塗布後の歯肉の治癒・再生過程を観察した．

　その結果，①生体親和性の高いスーパーボンドはハイブリッド層（樹脂含浸層）を介してエナメル質と接着していること（図5），②レジンと再生上皮との間にはラミニン-5，インテグリン$\alpha_6\beta_4$が発現していることから，両者の間にはヘミデスモゾームと基底板が形成されて，密に接着している[2,6,7]（図6）ことが明らかとなった．

　これにより，レジンが口腔粘膜創傷部を保護するので，緊密な包帯の役目を果たし，歯周外科時のフラップを縫合する際に歯周パックとして有用であることが示唆された[2,6,7]．

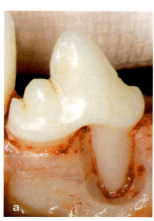
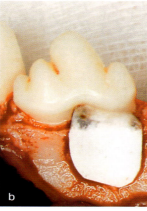

図7　GTRメンブレンとスーパーボンドの実験（Tomita 2010[8]より）
a：犬に実験的歯周炎を作成
b：その部位にGTRメンブレンをスーパーボンドで接着した

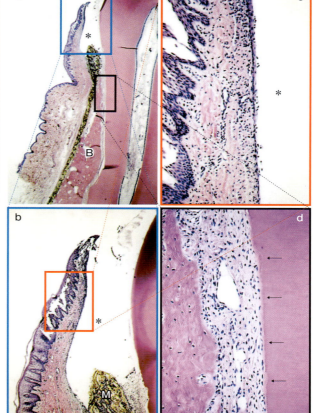

図8　GTRメンブレンとスーパーボンドの実験（病理組織写真）（Tomita 2010[8]より）
a：弱拡大
b：aの青枠部の拡大
c：bの赤枠部の拡大
d：aの黒枠部の拡大（矢印は新たに形成されたセメント質）
Bは歯槽骨，Mはメンブレン，＊はスーパーボンド（標本作成中に消失）

（2）GTRメンブレンとスーパーボンド

　GTR法を成功させるために，メンブレン（吸収性，非吸収性）を歯面に正確に固定することは重要であるが，現実的には困難なテクニックである．近年，縫合糸ではなく，スーパーボンドによってメンブレンを固定すると，より確実，簡便に，しかもスピーディにGTR法の手術の実施が可能であることがわかった[8]（**図7，8**）．

[文献]
1) 最新医学大辞典．医歯薬出版，1987．
2) 下野正基．新編治癒の病理．医歯薬出版，2011．
3) 中林宣男．最新歯科接着用語解説集．クインテッセンス出版，1992．
4) Nakabayashi N, Pashley DH. Hybridization of dental hard tissues. Quintessence Pubhshing, 1998.
5) Inoue T, Miyakoshi S, Shimono M. Dentin pulp/adhesive resin interface. Biological view from basic science to clinic. In：Dentin/Pulp Complex. Shimono M, Maeda T, Suda H, Takahashi K, eds. Quintessence Publishing. 1996；217-220.
6) Tsuchiya Y, Muramatsu T, Masaoka T, Hashimoto S, Shimono M. Effect of the dental adhesive, 4-META/MMA-TBB resin, on adhesion and keratinization of regenerating oral epithelium. J Periodont Res. 2009；44（4）：496-502.
7) 下野正基，土谷穏史，正岡孝康，杉澤幹雄，衣松高志，山田　了，橋本貞充．4-META/MMA-TBBレジンは歯周パックとして有用である―接着タンパク発現からの提言―．歯界展望．2009；114（2）：255-267．
8) Tomita S, Yamamoto S, Shibukawa Y, Kaneko T, Miyakoshi S, Shimono M, Yamada S. Application of 4-META/MMA-TBB resin for fixation of membrane to tooth in guided tissue regeneration in dogs. Dent Mater J. 2010. 29（6）：690-696.

第3編

歯根破折歯の診査

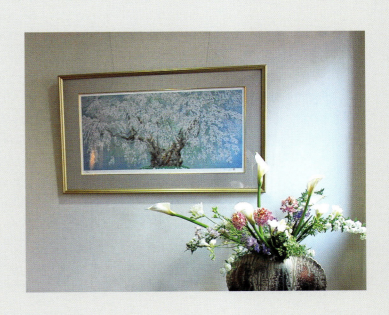

第1章 歯根破折歯の診査とは

1. 歯槽骨の破壊状態の把握

　　歯根破折歯の接着保存治療は，破折部の細菌感染による歯槽骨破壊度により術後成績が大きく異なる．破折初期で歯周組織の破壊が少なければ治療が容易であり，経過もよい．また，単純な破折から複雑な破折まで多くの破折様相があり，それを正確に把握する必要がある．確定診断には，根管内から破折様相を診査するマイクロスコープによる視診と，歯槽骨破壊の診断を行う歯科用コーンビームCT（cone-beam computed tomography：以下，CBCT）による検査が大きな役割を担う．

　　歯根破折の診断は，まずは根管内からの視診で破折様相を診査し，そのうえでCBCT検査に進むが，修復物が装着された状態で来院するため，根管内からの視診ができないことが多い．ことにメタルポストが装着された状態では早期診断が難しい．根管内の視診ができないため破折様相がわからず，加えてメタルポストによるアーチファクトの発生があるため，CBCT検査も行えないという問題である（図1）．今後，CBCT検査のソフト開発が進展して，メタルポストによるアーチファクト障害を解決できることを切望している．

　　放置期間が長くなるほど治療が難しくなることを考慮すれば，この早期診断を明確に行えるようにする診査・診断法を確立する必要がある．

2. 診査の基本ステップ

　　まず，歯冠修復物が装着された状態での診査手順について解説する（図2）．

　　最初に口腔内診査で，打診痛，動揺，歯肉の腫脹，フィステルの有無などを診査したうえで，歯根破折が疑われた場合には【①デンタルX線検査】と【②プローブによる診査】を行う．この2つの診査は同日に行い，両者を統合して診断する．

　　この診査で歯根破折が確認できた，あるいは破折が疑われる場合には，次のステップは，その歯の破折様相と破折進行度を根管内側から診る【③マイクロスコープによる診査】となる．しかし，この視診を行うためには，メタルポストの除去が必要となるため，受診者の了解を得る必要がある．破折の様相によってはそのまま抜歯になる可能性があること，また，保存治療ができる場合でも，根管ポストを使った仮歯が使えず，取り外しの仮歯になる場合があることなどの説明が必要である．

　　この根管内からのマイクロスコープを使った視診では，その破折様相と破折進行度を，静止画像のみならず，動画としても容易に記録できるため，これを受診者に提示することで，歯根破折がどのようなものかを理解してもらいやすくなる．

　　これらの診査結果の提示・説明により保存治療を希望する場合には，次のステップに進む．すなわち，治療法の選択，治療回数，治療期間，治療効果についての明確な診断を下すために，歯根膜と歯槽骨の破壊状態を診査する【④CBCT検査】である．デンタルX線とプローブによる診査は日常的に行うものであるが，CBCT検査はX線被曝量，費用負担の問題があるため，配慮が必要である．

　　これらの診査を行ったうえで，最終的な診断を行い，治療計画書を作成する．

　　以下，歯根破折歯治療に必要なこの4つの診査について解説する．

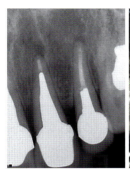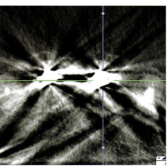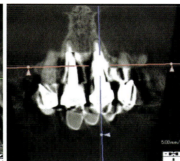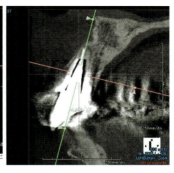

図1 CBCT検査でのメタルポストによるアーチファクト
本来であれば，このCBCT検査で歯根破折を詳しく診断できるはずであるが，最も頼りになる水平断像がメタルポストのアーチファクトにより解析できない状態にある

① **デンタルX線検査**

二次元的な像であり，必ずしも歯根破折が診断できるとは限らないが，メタルポストの適否，歯槽骨破壊の様相などを把握できる．偏心投影により状況が明らかになる場合もあるので，歯根破折の診査では照射方向を変えての撮影も行う．歯周病での骨吸収像とは異なる様相から，歯根破折を疑う場合も多い

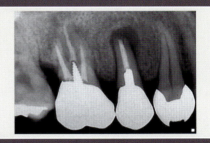

② **プローブ（ガッタパーチャポイント）による診査**

歯根破折からの経過が短ければ，歯周病の場合とは異なり，限局的な垂直方向のみの挿入となる．こうした場合は，歯根破折の疑いが濃い．進行している場合には，横方向への移動量を計測し，歯槽骨破壊の深度・範囲の把握を行うが，デンタルX線像での隣接歯の歯槽骨レベルや歯槽硬線の観察とあわせて，歯根破折の有無を推測する

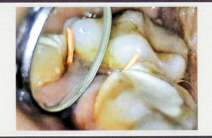

③ **マイクロスコープによる診査**

メタルポストの除去後，根管内から破折の様相と破折の進行度を診る．根管壁を平滑にする．染色液を使用することなどで，より破折状態を明確にすることができる．モニター画面で受診者に破折の様相を示すことができる

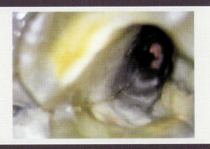

④ **CBCT検査**

確定診断と治療法の決定のために，主に歯槽骨の破壊度を診るが，他にもさまざまな情報を得ることができる

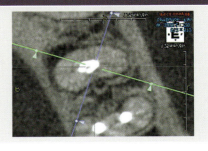

図2 歯根破折の診査手順

第2章 デンタルＸ線検査とプローブによる診査

1. 歯根破折診断のためのデンタルＸ線検査 ── 偏心投影

　歯根の破折部位をデンタルＸ線検査で診断できるのは，破折方向と照射方向が一致した場合，すなわちデンタルＸ線の照射方向である唇（頬）舌方向の破折に限られる．さらに，根管内にメタルポストがある場合には，デンタルＸ線での歯根破折の診断は無理なことが多い．

　したがって，この診査はメタルポストの除去を行うべきか否かの判断を下すための治療前段階での診査となる．そこで，多少なりともデンタルＸ線による検査精度を上げるのが偏心投影である．デンタルＸ線検査は，歯槽硬線の消失，歯根膜腔の広がり，歯槽骨吸収を透過像で検査する手法であるが，歯根破折の検査では，正中投影に加え，必ず偏心投影を行うべきである．偏心投影によって，根管歯質からポストが剝離した状況（**図1**）や，歯根面に広がる歯根膜腔の拡大（**図2**）などにより歯根破折の予測ができることがあるからである．

　デジタルＸ線検査が一般化した現在は，この偏心投影が簡単に行えるので助かっている．

　また，症例によっては，破折を疑われるポケットにガッタパーチャポイントを挿入して，デンタルＸ線検査を行う方法もあるが，歯槽骨破壊が進行した症例では，ポイント挿入の深さと破折線の深さが必ずしも一致しないため注意を要する（**図3**）．

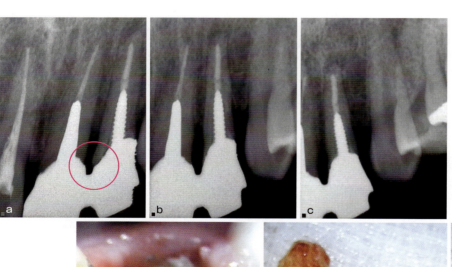

a　偏近心投影．|2のマージン部近心（○印部）に分離空隙を認める
b　正中投影
c　偏遠心投影

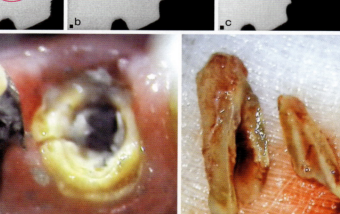

d　|2の近心部破折歯片が大きく分離
e　歯根長2/3の位置での唇側破折
f　歯根膜の喪失は軽度

図1　偏心投影で歯根破折が判明
　|2の近心投影像では，マージン部近心に，破折歯片が分離したために生じた空隙とみられる透過像を認める．ポスト除去後のマイクロスコープによる視診で破折歯片の分離を確認した．本症例には口腔外接着法（治療法については，第4編参照．以下同）を適用

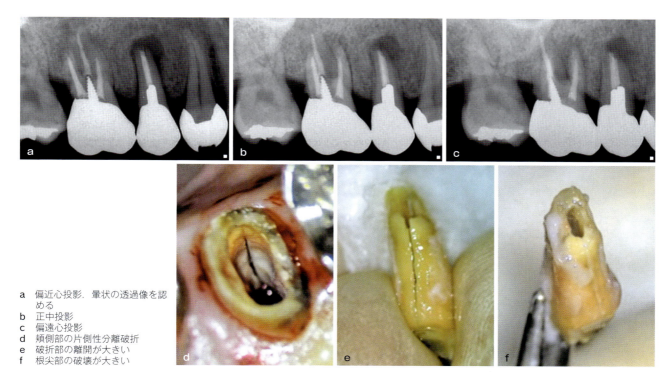

a 偏近心投影．暈状の透過像を認める
b 正中投影
c 偏遠心投影
d 頬側部の片側性分離破折
e 破折部の離開が大きい
f 根尖部の破壊が大きい

図2 偏心投影で歯根膜と歯槽骨破壊の状況を推測する
　5̲|の近心投影像に根尖部から広がった暈状の透過像が見られる．ポスト除去後のマイクロスコープ視診で頬側中央部の片側性分離破折と診断したため，口腔外接着法を適用した．再植時の視診では，唇側の大きな歯根膜喪失と歯根端切除によると考えられる根尖部破壊を認めた

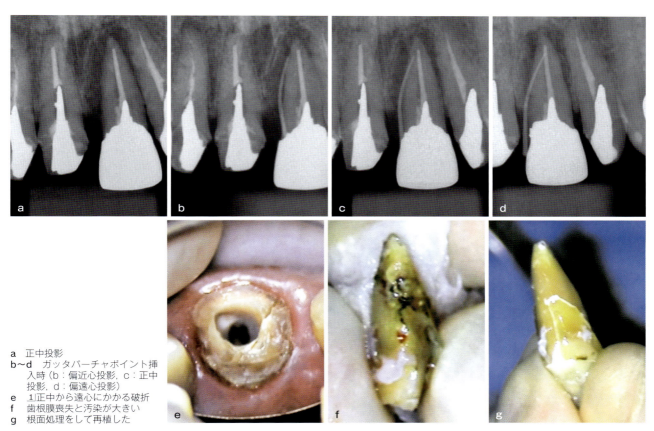

a 正中投影
b〜d ガッタパーチャポイント挿入時（b：偏近心投影，c：正中投影，d：偏遠心投影）
e 1̲|正中から遠心にかかる破折
f 歯根膜喪失と汚染が大きい
g 根面処理をして再植した

図3 ガッタパーチャポイントを挿入して歯槽骨破壊を診る
　歯根破折の確認法としてガッタパーチャポイントを挿入してデンタルX線検査を行う方法がある．しかし，本症例のように歯槽骨破壊が進行した症例では，ポイント挿入の深さと破折線の深さが一致しない．本症例はi-TFC根築1回法による口腔内接着法で破折部の修復と支台築造を行った後に，再植法を適用した．また，唇側破折部の歯根膜喪失が大きいため，再生療法（エムドゲイン）を併用

2. リスク診断のためのデンタルX線検査

　歯根破折の直接の原因の多くが不適切なメタルポストであることは再三述べたが，メインテナンス受療者には，デンタルX線像を提示して，歯根破折が懸念される歯に対してリスクの説明を行い，早期対応が保存治療を容易にすることについて，あらかじめ説明しておく．

　歯根破折は，応力集中による歯根部亀裂から徐々に破折に進行することが多い．このため自覚症状が少ないので，長期に放置され，歯槽骨破壊が大きく進行してしまう．歯根破折を主訴に来院した受診者以外では，自院のメインテナンス来院時に行うルーティンのデンタルX線検査のなかで，歯根破折のリスクを患医双方で把握しておくことが大切なのである．

　歯根破折歯の治療は，早期に対応できればさしたる困難もないが，歯槽骨破壊が大きく進んだ状態では，当該部分の骨再生が難しいために保存はより困難になる．早期対応のためには，定期来院による診査の重要性を強調すべきである（Column ❼参照）．

3. プローブによる診査

　歯根破折の初期病変は，細くて幅の狭い範囲での歯根膜ないしは歯槽骨破壊であるため，既製のペリオプローブは太すぎて入らないことがある．また，湾曲した歯根の場合も，金属製のプローブは入らない．そこで，弾性があり，細い湾曲したポケットにも挿入できる根管充填用のガッタパーチャポイント♯30～40（図4, 5）を使用している（図6）．

　また，ペリオプローブが入るような歯周組織破壊が大きく進行した症例については，深さだけではなく，横方向への傾斜と移動量も測定する．その移動量により，歯槽骨破壊の大きさを診査することができる（図7, 8）．

　ガッタパーチャポイントあるいはペリオプローブが深くまで入り，横方向には動かない場合は，歯根破折が疑われるが，横方向へも動く場合は歯周病との鑑別が必要となる．

　一般には，歯周病では水平性の骨吸収が認められるので，隣在歯や当該歯の健全側の歯槽骨吸収の程度や歯槽硬線とあわせて観察することで，事前診査の精度が高まる．

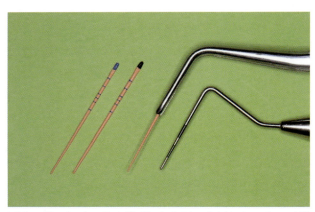

図4　ガッタパーチャポイントとロックピンセット，ペリオプローブ
　♯30と♯40のガッタパーチャポイントとそれを保持するロックピンセット．ペリオプローブは先端径が0.4mmで，3・6・8・11mmの目盛りがある．歯周組織の破壊状態によって使い分けている

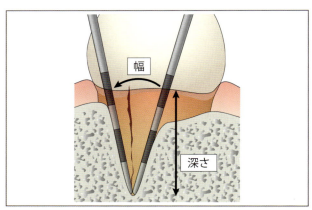

図5　プローブの動かし方
　破折線周囲のポケットの「深さ」と「幅」を測定し，破折線周囲歯槽骨の破壊進行を診断する

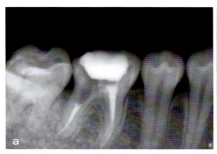 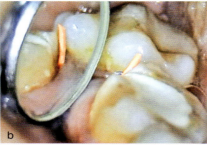 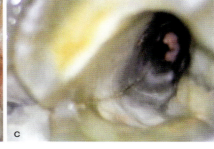

図6 ガッタパーチャポイントによる診査
　6̄ の咬合時違和感で来院した歯根破折初期症例．近心頬側隅角部に♯40のガッタパーチャポイントが6mm入った．CBCT診査で破折による局所的な3壁性骨欠損と診断できたため，口腔内接着法で処置．a は初診時のデンタルX線像．b はガッタパーチャポイント挿入時で6mm入った．c は根管内からマイクロスコープでの視診で，破折線が認められた

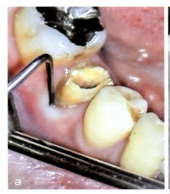 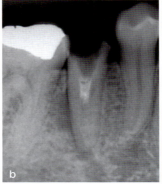 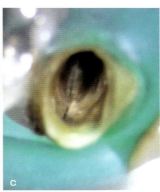

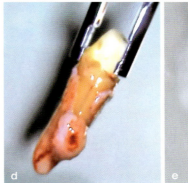 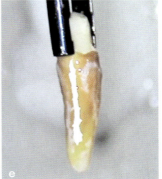

図7 歯槽骨破壊の少ない小臼歯症例のペリオプローブによる診査
　根管ポストが除去された状態の 5̄ ，他院からの紹介により来院．頬舌両側の垂直性歯根破折，0.2mmほどの破折歯片分離を認める．ペリオプローブの挿入深度は，頬側中央部8mm，遠心舌側隅角部9mmと深いが，横方向へ動かないため，歯槽骨破壊は軽度と思われた．CBCT検査で確信が得られたので，口腔内接着法後に再植法で処置
a ペリオプローブを挿入すると，8mmまで入ったが，側方移動なし
b 遠心側に限局性の歯槽骨破壊が認められる
c 頬側正中部に破折線を認める
d 抜歯時，舌側に囊胞付着
e 破折汚染部を清掃しスーパーボンドで修復

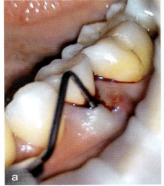 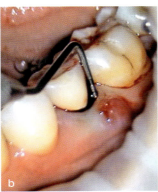 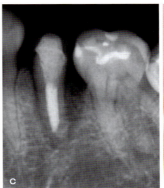 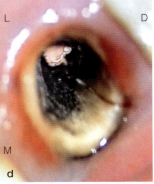

図8 ペリオプローブによる診査で，骨破壊が大きいと推測された小臼歯症例
　5̄ の頬側に腫脹とフィステル．プローブによる診査では深さが12mm，横方向への移動が約3mmある（a，b）．この症例は頬側の歯槽骨破壊が大きい（b）．保存治療を希望したので，修復物を除去して根管内からの視診を行った．破折像は頬側遠心隅角部の根尖部へ波及した垂直性歯根破折で，破折歯片の分離が始まっていた（d）．フェルールがない漏斗状歯根であるため，挺出法を併用した再植法の説明をし，了解を得たのでCBCT検査に進む．a はペリオ・プローブの挿入時で深さは12mm．b は遠心横方向への移動量測定時で3mm．c はX線像．d は根管内視診像

第3編　歯根破折歯の診査

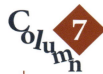

歯根破折のリスク歯の説明と早期発見も歯科衛生士の役割

眞坂信夫

　当院においても，治療終了後の受療者には，定期的メインテナンス来院により生涯にわたって好ましい状態を保ってほしいと願っている．

　メインテナンスで来院する受療者には，歯周病，齲蝕についての観察・指導が歯科衛生士により行われているが，歯根破折についても情報提供，早期発見の一翼を歯科衛生士が担っている．

　メインテナンスで定期的に来院している受療者であれば，メタルポストの形状や咬合負担の条件から「心配な歯」をチェックアップし，その歯を定期的にX線像やプローブによる診査を行うことで，早期に歯根破折の診断が可能となる（**図1**）．この情報を，患医双方で把握することが重要である．

　具体的には，6カ月～1年に一度撮影する全顎デンタルX線写真の画像を示し，歯根破折のリスクのある歯をマーキングして，何か不都合があったら早期に来院してほしいこと，歯根破折があっても早期であれば対応可能で，歯を保存できるという説明を行い，**図2**に示すようなデンタルX線像を渡している．

　そして，歯科衛生士によるプローブによる診査において，歯根破折についての視点を加味して行う．デンタルX線像で「リスクあり」とマーキングされた歯については，ペリオプローブに加えガッタパーチャポイントでの診査も加える．

　これらは歯科医師からのオーダーで行われているが，歯科衛生士から「破折ではないか？」という情報がもたらされ，早期治療ができた事例もあった（**図1**）．

　また，リスクのある歯でのクレンチングや硬い食品を好む受療者については，あわせて来院のたびに注意を喚起するようにしている．

　治療終了から数年経つと，メインテナンス来院時のプログラムが単調になりがちであるが，歯根破折の予防，あるいは早期発見という視点を加えることで，受療者の定期来院の必要性という点での動機づけという面でも効果が上がっている．

　院内でのミーティングなどで，歯根破折歯のガッタパーチャポイントによる診査の仕方や，リスキーな歯とはどんなものなのかといった知識や技術の共有化が大切である．

　今後のメインテナンスプログラムでは，歯周病についての視点に加えて，歯根破折予備軍をチェックアップし，そのリスクを説明し，受療者に注意を喚起するシステムの構築が必要と考えているが，「見つけられても治療できない」のでは仕方がない．今後の患医の信頼関係にとって，歯根破折歯の治療ができることは大きなポイントとなる（**図3～5**）．

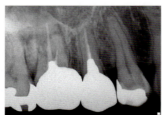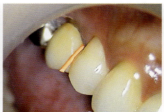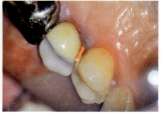

図1　歯科衛生士による破折発見の事例（5⏌の近心）

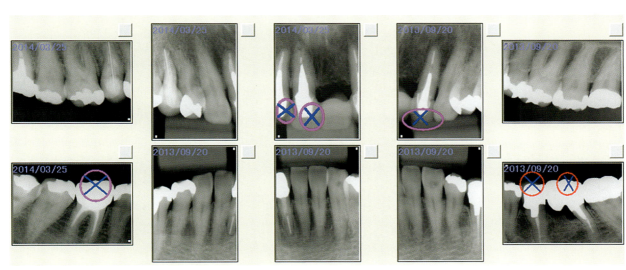

図2　メインテナンスの際に受療者にお渡している資料
　受療者が要注意部位を理解できるようマーキングして持ち帰ってもらっている．$\frac{21|2}{6|}$：ポスト形態は良いが，20年ほど前に治療したとのことで，耐久性に不安がある．$\overline{5|}$：ポストの長さと形態に不安がある．$|6d$：残存歯質が少ないことと近心部の骨欠損が大きいことに不安がある

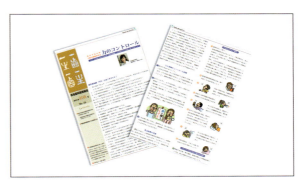

図4　当院発行のNewsletterに，TCHの啓蒙記事を掲載
　受療者の理解と行動変容を期待し，咬合，習慣についての特集を組んだ

図3　メインテナンス受療者への「歯根破折」についての説明用紙

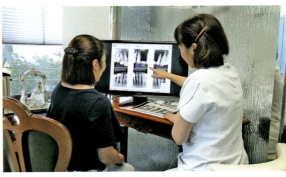

図5　メインテナンス受療者への説明
　デンタルX線写真の画像やプリントを提示して説明

第3章 確定診断のための診査

1. マイクロスコープによる診査

　歯根破折歯の治療では，根管の中から直視し，破折部を確認するのが最終的な診断になるが，これがマイクロスコープを使うことで正確に行える．

　マイクロスコープは，診断のみならず治療においても非常に大きな役目を果たしている（第4編参照）．

　マイクロスコープによる根管内からの視診は，破折様相を明確に診査できることと，その破折様相をその場で画像として記録できる利点がある．また，この画像は動画としても記録できるため，受療者への説明に大きく貢献している．

　しかし，前述したように，メタルポストの除去が診査の前提となるため，十分な情報提供と丁寧な説明が必要で，その手順を踏まないと，"深刻な不信" というトラブルにつながることを銘記すべきである．

　すなわち，歯根破折は自覚症状が少ないため，事の深刻さを意識していない場合が大半であるため，状況を理解してもらうことが難しい．しかし，マイクロスコープによる画像を提示することで理解してもらえることが多く，助かっている．（**図1**）

　マイクロスコープによる視診の要点は，以下の通りである．

① 根管壁を平滑にすることで，破折線が明確になる．根管壁の平滑化には，超音波切削バーを使用する（**図2**）（38頁図8参照）
② 必要に応じて，破折線を明確にする染色液を使用する（**図3**）
③ 根管内画像を明確に記録するために，歯科用顕微鏡カメラの明度を上げる（**図4**）
④ 拡大画像に部位名と近遠心，唇頬・舌の位置マークを記入する（**図5**）

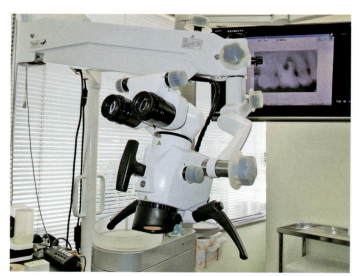

図1　当院のマイクロスコープ
　マイクロスコープは2000年から導入していたが，現在使用しているのは，ペントロン社製のbrightVisionである．特徴は，動きのスムーズさと，画像保存機能のよさと，コストによる．チェア6台のうち3台にブライトヴィジョン，その他の3台にも以前購入したマイクロスコープを装備してある

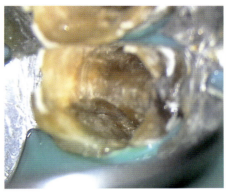 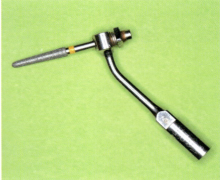

図2　根管壁を平滑にすることで破折線が明瞭になる
　平滑化には右図のようなバーを用いている

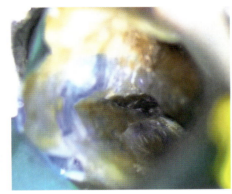 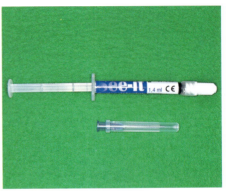

図3　必要に応じて破折線を明確にする染色液（メチレンブルー，右図）を使用する

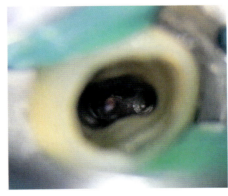 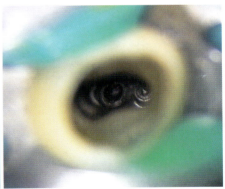

図4　記録写真はカメラの明度調整によって鮮明度に差が出る

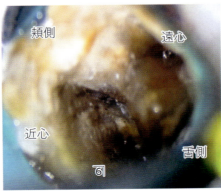 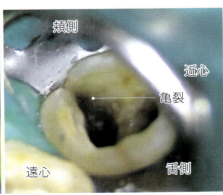

図5　拡大画像に歯の部位名と近遠心，頬舌の位置マークを記入する
　診断結果の把握，受療者への説明，施術時に役立つ

第3章　確定診断のための診査

2. 歯科用コーンビームCTによる検査

1) 破折形態と骨破壊状態の把握

歯根破折歯を残せるか残せないかの診断は，以前にはデンタルX線検査とプローブによる診査で行っていたが，デンタルX線像では歯根破折を正確に診断することが難しかった．

CBCTの汎用化は，破折歯保存治療に大きな進展をもたらした．CBCTによる検査を行えば，破折形態だけでなく，破折線に沿った歯槽骨破壊の進行状態が明確に診断できるため，治療方針の決定ならびに受診者への情報提供が正確に行える（図6）．

つまり，歯槽骨破壊が軽度あるいは骨が裂開していない3壁性歯槽骨破壊と診断できれば，歯根破折部を無菌化するだけで骨の再生が可能となるため，治療は容易である．しかし，長く放置された場合には歯槽骨破壊が大きく進行するため，歯周病罹患歯と同様の処置が必要となり，その処置内容は歯種や破折形態や歯周組織の破壊状態により大きく変わる．

たとえば，唇頬側に限定した一部破折であれば，骨の裂開があった状態であっても，フラップ手術で歯周処置ができるため，治療は比較的容易であるが，頬舌側に広がる二分割の破折であれば意図的抜歯＋再植法の適応となり，治療が難しくなる．また，この場合には歯根膜の損傷状態が術後成績に大きくかかわる．

このように，歯根破折歯の治療には破折形態と歯周組織破壊の状況が大きくかかわるが，CBCTがその診断を容易にしてくれるといえる．破折歯治療におけるCBCT検査では，**表1**の5項目について，それぞれ特徴をもつ，前頭断像，矢状断像，水平断像，ボリュームレンダリング像を使い分けて診断する必要がある．またボリュームレンダリング像は，受療者にとって理解しやすいという利点がある．

以下，症例を提示してCBCT検査および診断の要点を解説する（**図7〜9**）．

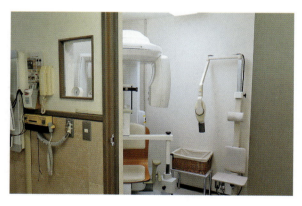

図6　CBCTは2008年にファインキューブ（ヨシダ）を導入した

その選択基準の第一が設置スペースの問題であった．パノラマX線装置を取り払うだけで，X線室をそのまま活用できたことは大きなメリットであった．また，扱ってみて理解できたことが，ソフトの使いやすさであった．画像処理操作が簡便なことは，時間効率に大きく貢献する

表1　CBCT検査の要点

破折様相	① 破折形態：一部破折．二分割破折．多分割破折
	② 破折線の位置：唇頬舌片側破折．唇頬舌両側破折．根分岐中隔部破折．根尖部破折
	③ 破折線の深さ：歯槽骨頂部まで．歯根中央付近まで．根尖部まで到達．根尖部から歯根中央付近まで
破折歯片の離開度	① 亀裂状で分離離開なし　② 外圧で破折部が離開する　③ 破折歯片の分離が0.2mm以下
	④ 破折歯片の分離が0.2mm以上
破折部の骨破壊状態	① 3壁性骨欠損　② 2壁性骨欠損
歯根膜の喪失	水平断像で診断
歯根長	フェルールのない歯では，10mmを基準

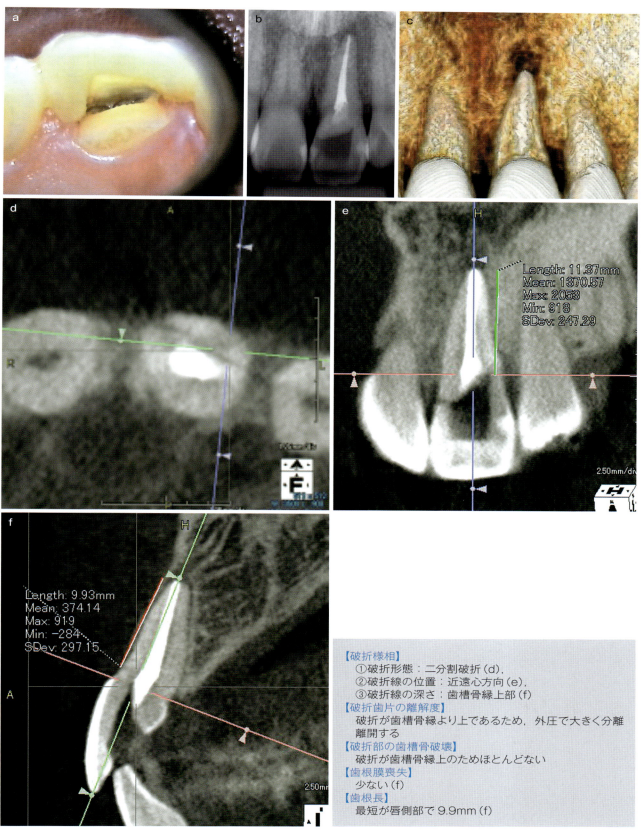

図7 31歳，男性．|1 の失活歯（充填あり）のU字状歯槽骨縁上歯根破折．type M-I：口腔内接着法
　この症例は i-TFC 根築1回法による口腔内接着法で処置した．また，接着処置後，その場でデブライドメントを行って，破折線部の歯面処理をした．その後に舌側欠損部のコンポジットレジン充填

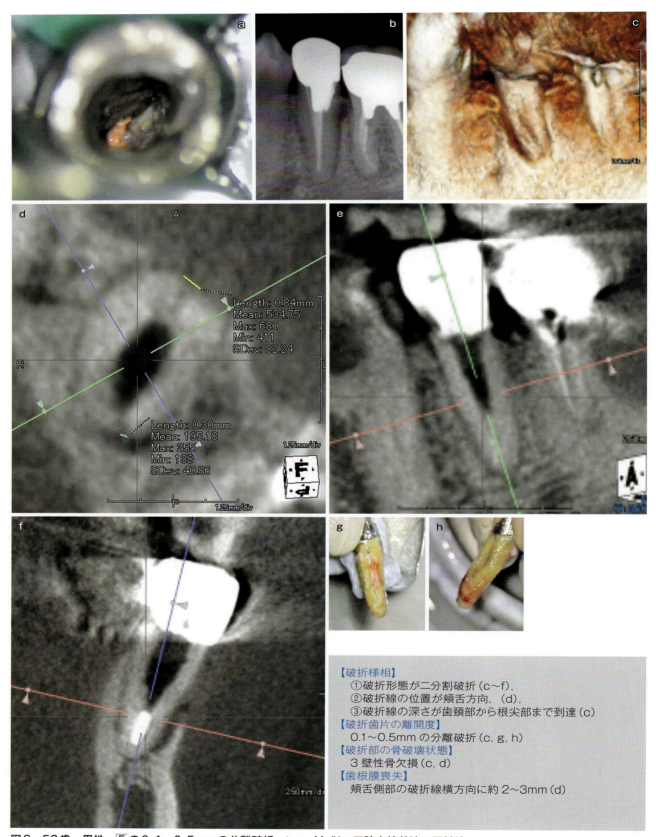

図8 52歳, 男性. 5の0.1〜0.5mmの分離破折. type M-Ⅳ：口腔内接着法＋再植法
5歯冠修復歯の頬側歯肉腫脹で来院. 頬側中央部のポケットが8mmあった. 以上の診査結果により, この症例は破折部離開が大きいため, 根築1回法の口腔内接着法で破折修復を行った後に, 意図的抜歯＋再植法により歯根外側の破折汚染部の処置をした

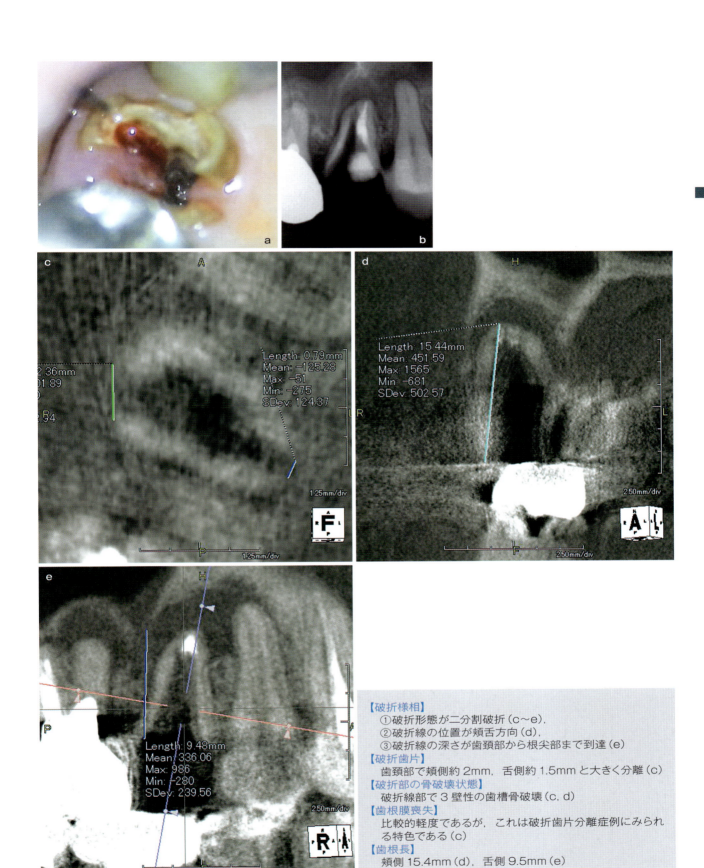

図9 54歳，女性．5┘．破折歯片は分離．type M-V：口腔外接着法＋再植法
　破折歯の接着治療を希望して来院．遠方よりの通院であるため，納得のできる診断がほしいとの要請で，CBCT検査を行ったが，破折歯片の分離が大きいうえに，漏斗状歯根で歯根長も短いため，保存治療はお勧めできないと説明した

第4編

歯根破折歯の診断と治療法

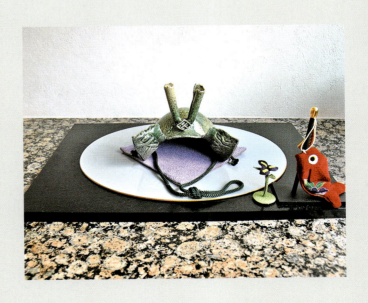

第1章 歯根破折歯の治療で必要なこと

1. 治療スタート時の基本要件

　　歯根破折歯の治療に取り組むには，CBCTでの骨破壊度の診断と，マイクロスコープを用いての診査・施術が必要である．

　　また，接着についての基本知識とその手技，フラップ手術および歯根膜を傷つけない抜歯術などが必須となる．

　　そして，臨床導入にあたっては，施術しやすい前歯部で，口腔内で直接接着が行える症例から着手することである．

　　診断と治療法に入る前に，歯根破折歯の臨床像をみておこう．

2. 歯種別歯根破折像

1) 前歯部

　　上顎前歯部は下顎の突き上げがあるので，破折像は近遠心方向で唇側に現れることが多い．下顎前歯の破折はごく少なく，また上下顎とも犬歯の破折は稀である．

　　片側性破折の場合もあるが，比較的浅い部分でのU字状の破折が少なくない．そうした例では，受療者も半ば保存をあきらめているような，破折歯片が完全分離している場合でも，良好な結果を得られる．

　　その理由は，部位的に施術しやすいことと，歯根内部からの接着操作のみでは無菌化できなかった場合でも，経過が悪ければフラップを開くことで根面外側から容易に処置できるからである．

2) 小臼歯部

　　小臼歯部については，上下顎ともに認められるが，近遠心的な破折像と頬舌的な破折像が同程度に見られる．線状の破折にとどまらず，根が二分されるような激烈な事例も多い．

　　前者では口腔内で直接接着し，その後フラップを開けて歯根外側からアプローチするが，破折歯片が分離している場合には，一度抜歯して口腔外で接着し再植する．

3) 大臼歯部

　　咀嚼の中心となる大臼歯での歯根破折も多い．しかし，複根歯であるため，一般に保存は困難である．例外的に上顎第一大臼歯の近心頬側根の破折および第二大臼歯の一部で治療可能な場合がある．

　　第一大臼歯の近心頬側根は，近遠心的に圧扁された扁平根が多く，前歯同様，頬側部の一部破折が珍しくない．その処置法は前歯部に準ずる．

　　第二大臼歯については，その歯根形態から，原形をとどめたまま抜歯することが可能であれば，小臼歯に準じた口腔外での接着および再植で治療できる場合がある．ただし，樋状根の場合は，陥凹部の骨再生が難しく，好結果が得にくい．

　　要は，破折部の歯根外側からのアプローチが可能かどうか，抜歯して再植が可能かどうかが治療の可否を分けることになる．

3. 歯根破折歯治療の基本

歯根破折歯の治療の基本は，以下の3点の達成といえる．

① 根管および破折間隙の細菌汚染部の除去
② 破折間隙の封鎖
③ 破折部の接着固定

まず，根管と破折間隙の細菌汚染の除去であるが，第一段階として，根管内からのアプローチを行う．
亀裂状で歯根外部に達していない場合には，i-TFC根築1回法により②もあわせて行えるが，歯根表面まで破折線が及んでいれば，フラップを開けて歯根外側面からのアプローチが必要となる．
破折間隙が大きい場合や，部位的にフラップでの対応が困難な場合には，いったん抜歯して口腔外で①，②の処置後に再植ということになる．
さらに，破折部が分離している場合は，施術の可否により，口腔内で行う場合と，抜歯して口腔外で整復・接着し再植となる場合がある．
いずれにしても，マイクロスコープを用いて破折の状況を十分に観察し，超音波切削機を用いて入念な汚染除去を行う．
そして，接着後の歯根破折歯を良好に維持していくためには，次項にあげるようないくつかのファクターが絡んでくる．

4. 歯根破折歯の維持にかかわるファクター

術後の良好な経過を得るためには，以下にあげるような咬合および力学的要件，歯周に関する要件，施術上の要件，術者の知識，手技などについて事前に検討しておかなければならない．

1） 咬合および力学的要件

① 残存歯数・過重負担

破折の状態にかかわらず，保存が難しいのは，残存歯数が少ない場合である．歯根破折歯は，無髄歯であるうえに，破折という二重のリスクを抱える歯であり，過剰な力学的負荷にさらすべきではない．保存できたとしても，咬合負荷に耐えられない場合は，原則，治療対象としない．
したがって，一口腔としてみて，咬合が十分に確保されていることが必要で，多数歯欠損例などは一般的に禁忌となる．また，鉤歯であるとかブリッジの支台などとなる場合も，原則として避ける．

② ブラキシズムなどの咬合習癖

習慣性の力は一朝一夕に改善することも難しいのが現実である．
ブラキシズム，特にクレンチング，TCHなどについて，口腔内の観察や，問診などにより，破折の原因となるような習癖の有無を診査する．また，咬合は経時的に変化するため，メインテナンス時の咬合チェックが必須である．

2) 歯周に関する要件
① 歯根膜の破壊度
　歯根破折により当該部が汚染されれば，歯根膜および歯槽骨の破壊が始まる．これが重度になれば，歯周病の難症例同様，時間をかけて組織再生を図らなければならない．早期発見が望まれる所以である．

　診査の項で述べたように，ペリオプローブあるいはガッタパーチャポイントによるプロービング診査で，歯根膜破壊の様相がある程度わかる．深度，および狭い範囲に限定されるのか否かは，横方向のプローブの移動量などで判断する．

　また，再植を伴う場合，抜去時に歯根膜を傷つけない抜歯を行うこと，乾燥に注意すること，視診にて歯根膜の状態をよく観察することも重要である．

② 歯槽骨の破壊度
　当然ながら，中等度以上の歯周病罹患者は適応外である．そして，歯根破折歯の歯槽骨の破壊度が治療の難易度を決める大きなファクターである．

　しかし一方，歯根膜についても言えることだが，歯根破折が原因で生じた歯槽骨の破壊は，全顎に及ぶ歯周病でのそれと比較すると，1歯の範囲のみの吸収であることもあって，起炎物質の除去ができれば経過がよいことを経験している．

　とはいえ，高度に破壊されている場合は，再生療法を併用して，治癒の確実性を図っている．

③ 歯根破折からの経過時間
　一般に，歯根破折の初期には自覚症状がなく，破折時期の判定は困難だが，歯根膜，歯槽骨の破壊が進まないうちに対応できれば，経過は良好である．

　歯根破折してから長期にわたり放置された場合，根管と破折間隙に細菌が増殖し，バイオフィルムが形成されるが，破折が歯根表面に至った場合，歯根膜の破壊，歯槽骨の喪失が進んでいく．

3) 施術上の要件
① 歯根長
　歯根長が長ければ，安定した接着維持力が得られる．歯根長として10 mm，かつ咬合支持力の確保も考えると，6～8 mm以上の骨支持が望まれる．

② 破折部位
　破折部位が歯頸部から歯根長の1/2以下までにとどまっていれば，根管ポストの接着操作が容易であり，安定した維持力が確保できる．

　歯種の項でも説明したが，破折が唇頬側部に限定していれば，フラップ手術を行って歯根外側部の除菌処置ができる．

　一方，舌側部や隣接部であると，抜歯して口腔外での処置後，再植となる．

③ フェルール
　補綴装置の維持のためには，応力集中を避けるための帯環効果を得るために，歯冠部残存歯質の高径を歯肉縁上1 mm以上は確保したい．歯根長が長ければ，挺出あるいは歯肉切除によりフェルールを獲得できる．

④ 破折部の接着の可否

破折は，亀裂状で歯根外まで達していない軽度のものから，複数の破折線，歯を二分しての分離まで多様だが，分離している場合には，破折片が復位できるかどうかにより，施術の可否が決まる．

歯質が脆くなっていたり，抜歯して口腔外で分離部の整復ができない場合は，保存できない．

⑤ 抜歯可能か否か

口腔内接着法が適用できない破折歯片の分離症例や，歯根表面からのアプローチが必要であるのに，フラップ手術で処置できない舌側部などに破折がある症例では，一度抜歯して口腔外で破折面を処置してから再植することが必要となる．その際には，抜歯可能か否かを考えなくてはならない．

根が3根ある上顎大臼歯などでは，無理な場合が多い．

4) 術者の知識・手技・診断力などの要件

保存可能かどうかの診断に際し，歯根破折歯の治療は，接着が条件となっていることを確認しておきたい．*i*-TFC根築1回法を的確に行うには，確実な接着がなされることにかかっているため，材料の特性を十分に知ったうえで，確実に操作時間内に施術する．

加えて，マイクロスコープ下でのエンド処置，超音波切削器具を用いての汚染歯質の除去，フラップ手術，歯根膜を傷つけない抜歯，再生療法といった一つひとつの手技の習熟が大切である．

第2章 歯根破折歯の治療法

1. 基本術式

歯根破折歯の治療法は，以下の4つである（図1〜4）．

① 口腔内接着法（場合によりデブライドメント，歯肉切除を行う）
② 口腔内接着法を行い，後日フラップ手術
③ 口腔内接着法を行い，意図的再植
④ 口腔外接着法（多くは再生療法を併用）

1) 口腔内接着法

すべての基本となる処置である．

根管内からマイクロスコープ下で破折様相を把握し，超音波切削機を用いて破折部を追及し，極力汚染源を除去する．その後，4-META/MMA-TBBレジン（以下スーパーボンド）を用いて破折間隙の封鎖および接着固定をする．

場合によっては，デブライドメント，歯肉切除を行い，歯根表面の環境改善をうながすが，基本的には口腔内接着のみで対応できる症例をいう．

破折の状況で，後述するように2つのタイプに分けて治療している．

2) 口腔内接着法を行い，後日フラップ手術

破折が歯根表面まで達し，かつ骨縁下に破折が及んでいる場合には，歯根表面からのアプローチが必要となる．フラップを開いて，歯根表面の破折部の汚染除去を超音波機器を用いて行い，破折部にスーパーボンドを填入する．

3) 口腔内接着後，意図的再植

フラップ手術ができない部位に破折部があり，歯根面からの汚染除去が必要な場合には，口腔内接着後，歯根膜を傷つけないように注意深く抜歯し，乾燥に注意しつつ口腔外で歯根表面より汚染除去を行い，スーパーボンドで掘削溝を封鎖後に再植する．

4) 口腔外接着法

破折歯片が完全分離しているような場合，その間隙には往々にして炎症性の肉芽組織が入り込んでいるため，口腔内での接着は難しい．いったん抜歯して直視下で根管面ならびに破折面および根面汚染部の清掃を行い，破折歯片を接着修復し，根管充填を行い，抜歯窩へ戻す．

根尖部には多くの肉芽組織があり，その除去にも時間がかかるため，その間，対象歯を乾燥させないような配慮も必要である．

また，破折歯片が分離している場合，歯槽骨の破壊も大きいことがしばしばで，再生療法を併用することが多い．当院では骨補填材（セラソルブ）とメンブレンを用いている．

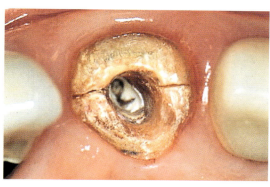 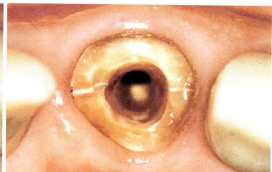

図1 口腔内接着法

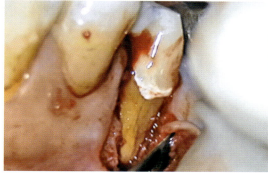 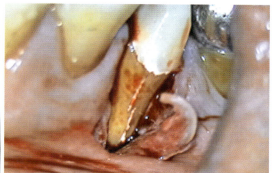

図2 口腔内接着法＋フラップ手術

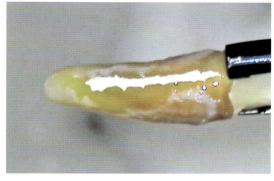 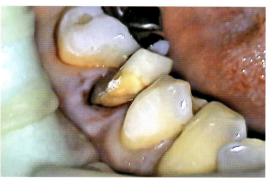

図3 口腔内接着法＋再植法

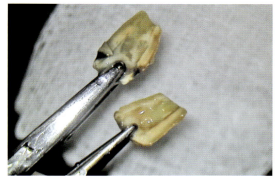 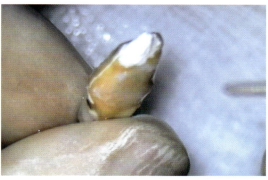

図4 口腔外接着法

第3章 診断と治療法の選択

1. 破折歯片の様相からの診断

破折歯片が分離しているか否かで治療法をみていくと，**図1**のようになる．

口腔内接着法が可能な場合は，まずはすべてをこの手法で行い，テンポラリークラウンを装着して一定期間経過観察する．

受療者はテンポラリークラウンが装着されていれば生活上の不便はなく，その間，歯周組織の回復を待つが，CBCT像などから破折が歯根表面まで及んでいたり骨破壊が認められる症例では，多くの場合フラップ手術あるいは再植という処置が必要になることを，術前に説明しておく．

分離し，かつ口腔内接着が不可能な場合には，抜歯して口腔外で施術し，必要に応じて再生療法を行い，歯周組織の回復を待つことになる．

いずれも，根尖病変がなければ，経過がよく，根管治療の要否や，根尖部の骨破壊の有無をあわせてみておく必要がある．

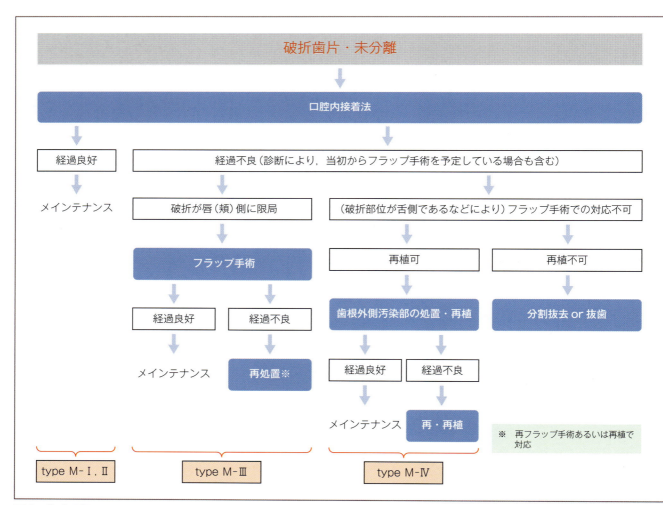

図1 術式選択のフローチャート

2. 破折歯片の様相と歯槽骨の破壊様相からの臨床的タイプ分け

　歯槽骨の破壊度合いによって，難易度が異なることを再三述べてきたが，**図1**のような整理をすることで，破折部の分離の有無と，歯槽骨破壊の程度を組み合わせることにより，歯根破折歯の治療法を5つのタイプに整理することができるようになった．

　分離は，視診・触診でもわかることも多いが，骨破壊の様相については，CBCTでの十分な検討が必要である．

　良好な術後経過を得られるか否かは，歯周環境の良否が重要で，時には再生療法を行う必要もある．

　これは，治療可能な歯根破折歯についての分類であり，歯根破折の様相そのものの分類ではないことをお断りしておく．

　本編第1章の「4．歯根破折歯の維持にかかわるファクター」(79〜81頁)を十分に考慮のうえ，治療すべきと判断したら，次項以降に示す5つのタイプのいずれにあたるのかを判断する．

　これらのカテゴリーは，そのまま難易度を示しており，経験の少ないうちは，type M-I，type M-IIで，かつ施術しやすい前歯部，小臼歯部からスタートすることを勧めたい (詳細については，第5編参照)．

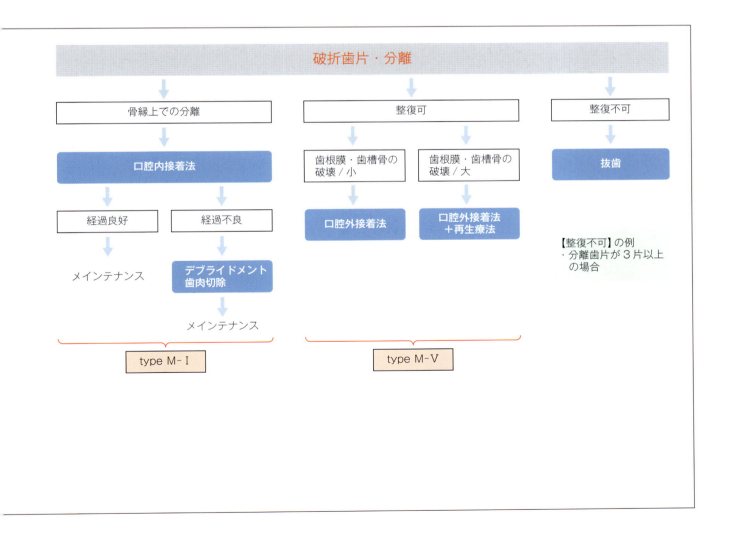

3. 難易度を加味した「眞坂の分類（type M-I〜M-V）」

治療術式の難易度は歯根破折部位における歯槽骨破壊の形態と破壊量によって定まる．

また，歯槽骨の破壊形態は，前歯・小臼歯・大臼歯の歯種，および破折形態，破折後の放置期間などで異なる．

そこで．診断や術式選択を容易にするため，この破折形態をtype M-I，type M-II，type M-III，type M-IV，type M-Vに分けることにする．

歯根破折を主訴に来院する受診者はtype M-I，M-III〜M-Vが多いが，リスク管理をすることで，自院のメインテナンス受療者ではtype M-IIが多くなり，早期対応が可能となり良好な経過を得られることとなる．

各分類の詳細は，第5編で述べる．

type M-I ── 口腔内接着法①（歯根破折が歯槽窩の外側に限局している症例）

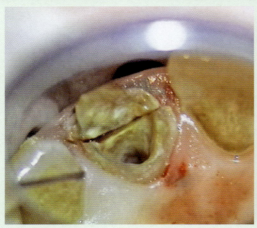
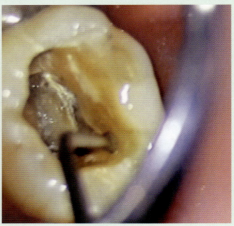

図2　type M-I

type M-II ── 口腔内接着法②（骨壁の厚みのある部位の3壁性骨欠損の症例）

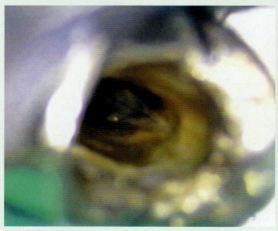
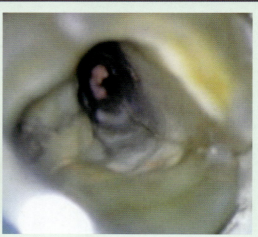

図3　type M-II

type M-Ⅲ ── 口腔内接着法＋フラップ手術（骨壁が薄い唇（頬）側部に限局した歯槽骨破壊の症例）

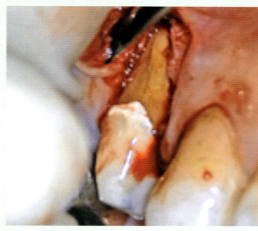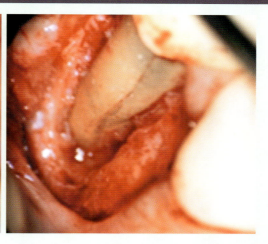

図4　type M-Ⅲ

type M-Ⅳ ── 口腔内接着法＋再植法（両側性破折で歯槽骨破壊が隣接部や舌側に広がった症例）

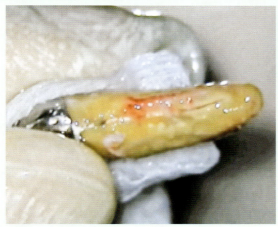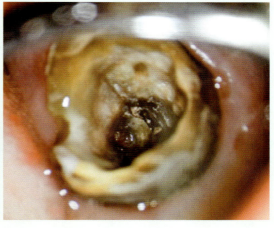

図5　type M-Ⅳ

type M-Ⅴ ── 口腔外接着法（破折歯片が大きく分離した状態で，破折が骨縁下深くまで及んでいる症例）

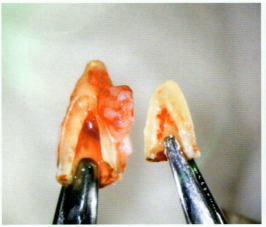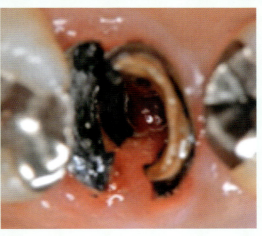

図6　type M-Ⅴ

第4章 治療法と治療費用についての説明

1. 歯根破折の状況の説明

　　歯根破折の様相はそれぞれ異なるので，受診者に対し，まず破折が疑われる場合についての説明を，口腔内写真，デンタルＸ線写真，プローブによる診査の資料などを提示しして行う．そして，直接的な原因としてのメタルポスト，間接的な原因としての残存歯数減，歯根破折歯のおかれている環境（ブリッジの支台，鉤歯になっているなど），力に関する習慣（ブラキシズム，TCHなど）について説明する．

2. 保存の可能性のあることの説明

　　次に，破折歯の保存の可否について，一般的な説明を行う．
　　どういう割れ方であるか，どの部位であるか，歯槽骨破壊の程度などの診断結果によるが，歯根破折歯の治療は保険外の自由診療となること，確定診断のためにはメタルポストの除去の必要があること，CBCTによる検査が必要なこと，および診査結果によっては保存できない場合もあることを説明する．
　　治療を希望する場合には，CBCT撮影についての説明に進む（**図1**）．

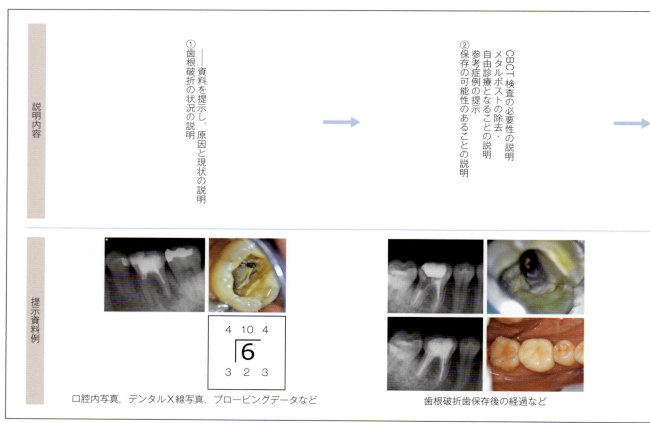

図1　受診者への説明の流れ

3. 確定診断のための検査・診査と，治療法・治療費の概略の説明

　デンタルX線写真では歯根全周の骨の状態，破折線の走行などの情報がわからないので，治療方針の決定にはCBCT像が必須であることを，参考症例のデンタルX線写真とCBCT像を比較しながら示して説明する．

　CBCT検査に進む際に，アーチファクトの問題があるため，ポストの除去が必要なことと，保険外診療となること，被曝線量について，およびおおよその治療金額を告げている．当院の場合，CBCT撮影および診断料を8,000円としている．

　CBCT検査に加え，マイクロスコープ診査により，保存の可否，治療可能な場合の治療法に加え，「口腔内接着法ですめばこういう費用です」「口腔内接着法＋フラップ手術の場合にはこういう費用になります」といった説明を簡潔に行っておく．

4. 診断結果と治療法の説明

　各種診査結果から治療法が決定したら，治療方法，通院回数，治療終了時期，メインテナンス来院の必要性，再処置が必要となることもあるが10年保存という目標などについてより詳細な説明に移る．

　口腔内接着法（typeM-Ⅰ，typeM-Ⅱ），口腔内接着法＋フラップ手術（typeM-Ⅲ），口腔内接着法＋再植法（typeM-Ⅳ），口腔外接着法（typeM-Ⅴ），必要に応じての再生療法など，それぞれの治療期間と来院回数の目安を図2に示す．

③ポスト除去・CBCT検査の説明確定診断のための診査の説明　→　④治療回数・費用の説明CBCTでの診断結果と治療法の説明　→　⑤治療契約書の締結治療計画書の提示

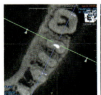
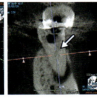

CBCT 検査

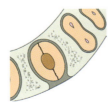
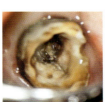

診断結果

説明書・同意書などの提示

1) typeM-I・typeM-IIの場合の説明内容

typeM-IとtypeM-IIの場合には，初回に根管形成を行い，2度目の来院でi-TFC根築1回法の処置とテンポラリークラウンの装着を行う．

3度目の来院時にディブライドメントあるいは歯肉切除を行い，約2～3週間の経過観察を行う．この間に問題が生じなければ，次の来院時に印象採得を行い，さらに1～2週間後にクラウン装着となる．

来院回数は初診を除き，基本的には5回で，期間的には2カ月ほどである．

2) typeM-IIIの場合の説明内容

typeM-IIIの場合には，フラップ手術を行うため，術後の洗浄で1回，およびMSBパックの除去が入るため，来院回数が2度ほど増えて7回，期間は2～3カ月ほどとなる．

3) typeM-IV・typeM-Vの場合の説明内容

typeM-IV・typeM-Vは再植法が入るため，治療期間がさらに長くかかる．歯周組織再生の時間を待つためであるが，これは期間が長くなるだけで，来院回数についてはtypeM-IVではtypeM-IIIと変わらず7回程度である．期間は3～5カ月を予定する．

typeM-Vは，1回施術日が減り5回となるが，経過観察期間を3～4カ月間とるので，4～6カ月で治療終了としている．

経過観察期間中に，必要があれば来院してもらうこともある．

とかく術者としては，早期決着を求めたくなるが，受療者は何回も通院することを嫌う一方，テンポラリークラウンが入っていて咀嚼や審美性に大きな問題がなければ，むしろ時間をおいて治癒を確認してから修復するという計画を喜ぶ．

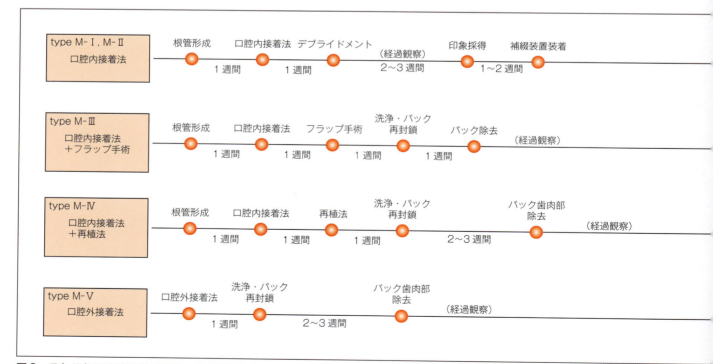

図2 それぞれの方法の治療回数，来院期間の目安

治療計画書の作成に際しては，以上に加え，計画より早く治療終了することは歓迎されるが，遅れると不満を感じるのは人の共通した感覚であることも加味して，1〜2カ月を焦らずに，十分に経過を確認してから最終処置に着手する余裕をもったプランを提示する．

　治療法，通院回数などの説明が終わった時点で，費用を含めた治療計画書を提示する．口腔内接着法は50,000〜60,000円で，これにi-TFC根築1回法の費用20,000〜25,000円が加わる．

　また，フラップ手術が追加になる場合，プラス25,000〜35,000円となる．再植法の場合には，120,000〜140,000円としている．

　また，「10年維持できれば残す価値があります」という説明をしている．

　当院では10年残せることを前提として補綴処置を行っており，数年前より歯根破折歯に対しても同じ方針としていた．また，「10年残す」には，メインテナンス通院が条件となることも伝える．

　ただし，歯根破折歯は，「無髄歯」で「破折した」という二重のリスクを負っており，厳しい条件下にあるため，その時々に追加処置，再治療も行いつつ適切に対応しながら，抜歯に至らせないという意味であることを十分理解していただくことが必須である．

　10年の間には，破折部に歯肉の炎症が惹起する場合が往々にしてある．しかし，それぞれの処置法で対処できるため，抜歯にはならないと説明している．

5. 歯根破折歯治療に必要な説明文書と治療計画書

　図3〜9に，当院で用いている各種の説明用文書，治療計画書を示す．

　これらの書類は，担当医の説明後に，受療者に署名していただき，担当医も署名し，そのコピーをお渡ししている．

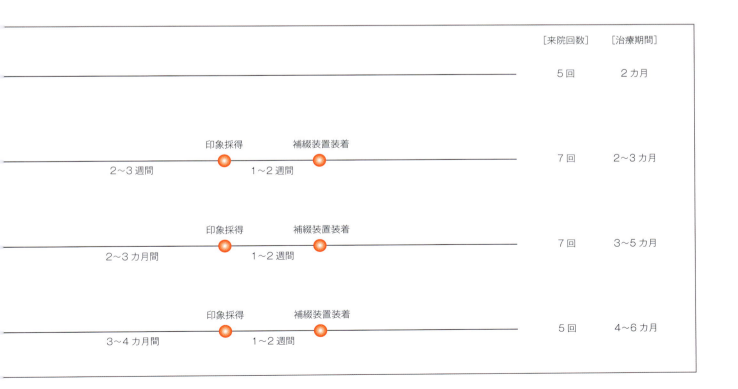

医療法人社団　歯生会
眞坂歯科医院
E-mail:masaka@masaka-dental.com
http://www.masaka-dental.com

歯根破折歯の接着保存治療について

歯根破折歯の接着治療は次の 2 つの術式があり、割れ方によって次のどちらかの方法をとります。

1、口腔内接着法

歯根破折による歯の周りの組織破壊が少ない場合に適用する方法です。術式が容易で受療者の負担が少ないため、可能なかぎりこの術式を適用します。しかし、割れ方によって（歯の外側までひびが及んでいる場合など）は、後日に破折汚染部に起因した歯周炎を発症する場合があります。

このような場合には、歯肉を切り開き歯の根の外側から破折汚染部を清掃修復する、“歯肉剥離手術”、あるいは、一度歯を抜いて破折汚染部を清掃修復したうえで元の場所へ戻す“再植法”を適用します。

歯肉剥離手術、あるいは再植法を適用する場合があることをご了承ください。

2、口腔外接着再植法

割れた歯の破折部が開き分離していて、口の中では修復できない状態の場合、一度抜歯して口の外で歯の破折片を接着し、炎症組織を除いて元の場所へ歯を戻す方法をとります。この治療に際し、

① 歯の割れ方が複雑で接着修復が不可能な場合
② 破折による組織の炎症、歯槽骨の吸収が予想以上に進行していた場合
③ レントゲンから読み取ることが不可能な病変が存在した場合

このような時には歯を残すことが不可能で、そのまま抜歯となる場合があることをご了承ください。

破折歯の接着治療には上記のように２つの術式があり、それぞれにリスクがあります
治療を希望される場合にはこの点を十分に考慮していただきたく、お願いいたします。

平成　　年　　月　　日

眞坂歯科医院
担当医　　　　　　　印

治療内容について説明を受けました。眞坂歯科医院にて治療を受けることに同意いたします。

ご署名＿＿＿＿＿＿＿＿＿＿＿＿＿＿＿＿

図３　歯根破折歯の接着保存治療に関する説明書

医療法人社団　歯生会
眞坂歯科医院

歯根破折歯の根管治療を受けられる患者さまへ

本日、診査・診断のうえ、当院における治療方針をご説明いたしましたが、今回の治療歯について、以下の点も判明しましたので、ご報告いたします。ご不明な点がございましたら担当医に何なりとご質問ください。

- 歯根破折していた歯の根の先に病変があり、その治療も必要です。
- 歯の状態によっては、治療中に器具の一部が歯の中に残ることがまれにあります。当院で使用している器具は全て滅菌処置をしてありますので、それによって症状が悪化することはありません。
- 治療中に使用する薬の刺激によって、治療後数日間違和感が生じることがあります。強い痛みがある場合は応急処置をしますのでご連絡ください。
- 細心の注意を払って根の治療を進めていきますが、現在の技術では再発を 100%防ぐことは不可能です。再発した場合はその状態に応じて治療を行いますが、抜歯が必要になる場合もあります。
- お仕事の都合でキャンセルなさる場合には事前にご連絡ください。他の患者さまをお呼びすることができます。直前キャンセル・無断キャンセルの場合、準備していた器具がすべて無駄になってしまいます。その場合はキャンセル料が発生いたします。
- その他、何かご不明な点があれば遠慮なくご相談ください。

平成　　年　　月　　日

眞坂歯科医院
担当医　　　　　　　印

治療内容について説明を受けました。眞坂歯科医院にて治療を受けることに同意いたします。

ご署名＿＿＿＿＿＿＿＿＿＿＿＿＿＿＿＿

図４　歯根破折歯の根管治療に関する同意書

医療法人社団　歯生会
眞坂歯科医院

歯根破折歯の保存治療を受けられる患者さまへ

本日、診査・診断のうえ、当院における治療方針をご説明いたしました。ご不明な点がございましたら担当医に何なりとご質問ください。

- 今回の歯根破折歯の治療は、まず、歯の根（歯根）の内部から、ひびや割れた部分をわずかに削って感染した層を除き清潔にし、特別な材料を用いて接着します。
- 割れた歯の根の先に病変がある場合は、その処置が必要です。
- そして、歯根内部と歯冠を支える部分を一緒に処置して、仮の歯をかぶせて＿＿＿＿＿ほど経過をみて、耐久性のある冠を作製し、装着します。
- 歯根の外側までひびや割れが及んでいた場合は、歯根の外側からの接着処置が必要です。歯根内部からの治療だけで症状がおさまる場合もあるので、しばらく経過をみます。
- 歯根外部からの処置は、ひびや割れのある位置と割れ方の程度によって、後日、器具を用いてのデブライドメント、歯肉の一部切除、歯肉を開いて歯根の外側の処置をするなどを行います。
- 歯肉を開いて処置した場合、傷口の保護と感染防止のため、パックをします。＿＿＿＿＿日後に消毒と治り方の診査のため、来院していただきます。順調であれば、後にパックを除去します。
- 細心の注意を払って破折歯保存治療を進めていきますが、現在の技術では再破折による炎症を100%防ぐことは不可能です。治療歯の保存期間はおおむね10 年を目標にしています。そのために、年に２回以上の定期診査をお受けください。破折による炎症が再発した場合はその状態に応じて治療を行いますが、抜歯が必要になってしまう場合のあることをご理解ください。
- お仕事の都合でキャンセルなさる場合には事前にご連絡ください。他の患者さまをお呼びすることができます。当日キャンセル・無断キャンセルの場合、準備していた器具がすべて無駄になってしまいます。その場合はキャンセル料が発生いたします。

平成　　年　　月　　日

眞坂歯科医院
担当医　　　　　　　印

治療内容について説明を受けました。眞坂歯科医院にて治療を受けることに同意いたします。

ご署名＿＿＿＿＿＿＿＿＿＿＿＿＿＿＿＿

図５　歯根破折歯の接着治療の同意書（type M-Ⅰ～type M-Ⅲ）

医療法人社団　歯生会
眞坂歯科医院

歯根破折歯の保存治療を受けられる患者さまへ

本日、診査・診断のうえ、当院における治療方針をご説明いたしました。ご不明な点がございましたら担当医に何なりとご質問ください。

- 今回の歯根破折歯の治療は，まず，歯の根（歯根）の内部から，ひびや割れた部分をわずかに削って感染した層を除き清潔にし，特別な材料を用いて接着します．
- 割れた歯の根の先に病変がある場合は，その処置が必要です．
- 今回の歯根破折の治療は，歯根の内側から外側まで及んでいます．歯根内部からの処置だけでは不十分（完全に割れている部分は不可能）なため，一度歯を抜いて，口の外で感染層や不必要な組織を除去し，必要な処置後，接着して口の中に戻します（再植）．
- 歯が動かないようにすることと，傷口の保護・感染防止のため，パックをします．消毒と治り方の診査のために＿＿＿＿度，来院していただきます．順調であれば＿＿＿＿＿日後にパックを除去します．
- 骨の破壊が進んでいる場合には，骨を再生させる治療が必要となります．今回，その処置は　必要・不必要　です（必要な場合は別途ご説明します）．
- パックを外したら，仮の歯をかぶせて＿＿＿＿ほど経過をみて，その後，耐久性のある冠を作製し，装着します．
- 細心の注意を払って破折歯保存治療を進めていきますが、現在の技術では再破折による炎症を100%防ぐことは不可能です。治療歯の保存期間はおおむね10 年を目標にしています。
そのために，年に２回以上の定期診査をお受けください．破折による炎症が再発した場合はその状態に応じて治療を行いますが，抜歯が必要になってしまう場合のあることをご理解ください。
- お仕事の都合でキャンセルなさる場合には事前にご連絡ください。他の患者さまをお呼びすることができます。当日キャンセル・無断キャンセルの場合、準備していた器具がすべて無駄になってしまいます。その場合はキャンセル料が発生いたします。

平成　　年　　月　　日

眞坂歯科医院
担当医　　　　　　　印

治療内容について説明を受けました。眞坂歯科医院にて治療を受けることに同意いたします。

ご署名＿＿＿＿＿＿＿＿＿＿＿＿＿＿＿＿

図６　歯根破折歯の接着治療の同意書（type M-Ⅳ～type M-Ⅴ）

眞　坂　歯　科　医　院　　　　破折歯自由診療治療計画書

氏名	様	カルテNo.		初診日：　/　/

右　8　7　6　5　4　3　2　1　1　2　3　4　5　6　7　8　左

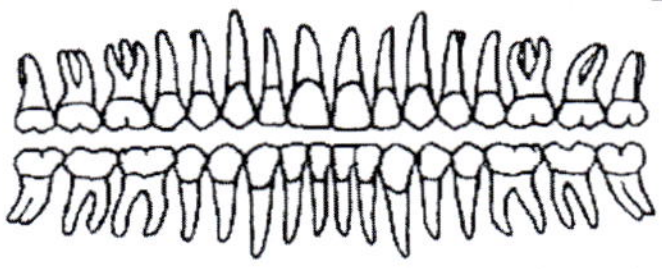

右　8　7　6　5　4　3　2　1　1　2　3　4　5　6　7　8　左

1	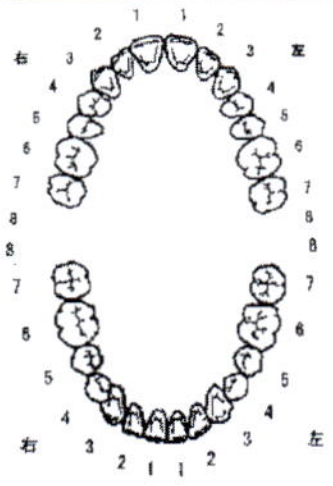	1
2		2
3		3
4		4
5		5
6		6
7		7
8		8
8		8
7		7
6		6
5		5
4		4
3		3
2		2
1		1

治療期間の目安

約(　　　)ヶ月
約(　　　)回

1回の基準
時間　60分～

診断医 ________

担当医 ________

DH. ________

	日付	入金予定額	日付	入金額	印
1	/		/		
2	/		/		
3	/		/		
4	/		/		
5	/		/		
6	/		/		
7	/		/		
8	/		/		
9	/		/		
10	/		/		
11	/		/		
12	/		/		
	合計	¥			(※税込)

この治療を受けることを承諾します。　　ご署名　　　　　　　　様

破折歯　自由診療　治療計画書　　平成　年　月　日

	形態	単価(税抜)	部位	本数	小計金額(税抜)
破折歯保存	直接法 歯肉剥離修復術 間接法		87654321│12345678 87654321│12345678		
ＣＴ撮影料	症状確認 破折歯診断				
レジン充填	単純 複雑Ａ 複雑Ｂ		87654321│12345678 87654321│12345678		
金合金	インレー　単純 複雑		87654321│12345678 87654321│12345678		
	クラウン　小臼歯 大臼歯		87654321│12345678 87654321│12345678		
	ダミー　前・小臼歯 大臼歯		87654321│12345678 87654321│12345678		
オールセラミックス (E-max・パール冠)	インレー アンレー・クラウン ダミー		87654321│12345678 87654321│12345678		
オールセラミックス (プロセラ) 陶材焼付鋳造冠 (メタルボンド)	クラウン ダミー ジルコニア加算		87654321│12345678 87654321│12345678		
前処置 及び 形成料	単純 複雑		87654321│12345678 87654321│12345678		
仮歯	インレー アンレー・クラウン		87654321│12345678 87654321│12345678		
接着支台	前・小臼歯 大臼歯		87654321│12345678 87654321│12345678		
咬合診断料					
咬合治療装置					
時間による治療費					
カウンセリング料					

- 治療開始後、歯の状態によって治療方法・費用等が変わることもあります。
- 患者さまのご都合により治療を中断する場合、治療計画の変更が必要となります。

必ず前もってご連絡下さい。４０日以上ご連絡がないままに再来院された場合には、新たに契約をさせていただきます。

小　計(税抜)	
消費税(　%)	
合計金額(税込)	

- 自費診療費は、治療の進行度に応じて入金していただきます。したがって後日、返金の請求がございましても応じかねますことをご了承ください。
- 形態、色調等について追加の試適をご希望される場合には、時間による治療費を別途申し受けます。
- 歯の状態、治療内容により、別途時間による治療費をいただく場合があります。
- 前日午後１時以降のキャンセル、当日ご連絡のない場合は、キャンセル料をいただく場合があります。

図７　歯根破折歯自由診療計画書

医療法人社団　衛生会
眞坂歯科医院

歯周組織再生手術同意書

今回、当院における歯周組織再生治療についてご説明いたしました。

治療を受けられる前に再度確認をおとりいたいます。歯周再生治療法は、近年飛躍的な進歩により非常に良好な結果が得られるようになりましたが、必ずしも100%成功するものでもありません。患者さまの体質、病変部の状態、術後の管理状態などにより、万全の体制で治療を行ったとしても予測した結果が得られないこともあります。

つきましては確認事項として下記をお読みいただき、同意書にご署名をお願いいたします。

【確認事項】

① 私は歯周再生治療法について、その目的・利点・欠点、治療計画および治療費などの説明を受けました。
② 私は歯周再生治療で起こり得る合併症について説明を受けました。この合併症とは、一過性の炎症・疼痛・腫脹・知覚過敏症・組織治癒遅延・術部顔面部の内出血、あるいは唇、舌、頬部などの感覚麻痺などです。
③ 私は喫煙・全身疾患の影響により歯周組織の創傷治癒が遅延することや歯槽骨の再生量が減少する可能性が高くなること、また再生量には個人差があることを理解しています。
④ 手術中に病状が予想より進行しており歯牙の保存が難しいと判断された場合は、歯周再生手術を断念する可能性があることを理解しました。

平成　年　月　日　　　　眞坂歯科医院
担当医　　　　　　印

治療内容について説明を受けました。眞坂歯科医院にて治療を受けることに同意いたします。

ご署名

図８　歯周組織再生治療に関する同意書

医療法人社団　衛生会
眞坂歯科医院

破折歯の再植治療時に使用する材料に関する同意書

今回、破折歯の治療法について、ご説明いたしました。
その際、下記の材料を使用することになりますので、確認させていただきます。

商品名	主成分	今回使用する材料
バイオス（Bio-Oss）	脱タンパク牛骨ミネラル	
GC メンブレン	乳酸-グリコール酸共重合体	
エムドゲインゲル	ブタ由来のエナメル基質タンパク	

上記材料について説明いたします。

【バイオス】
天然由来のウシの骨を15時間以上に及び高熱で処理し、タンパク質やその他の有機質成分が存在しない状態にした製品です。日本では1999年に認可が申請され、2011年12月にようやく厚生労働省に認可されましたが、海外ではすでに広く使用されている、実績のある移植骨です。

【GC メンブレン】
動物由来の成分は一切含まれていません。歯の周囲に骨をつくることを邪魔する上皮細胞が侵入することを防ぎます。8週間後から吸収が進み、4ヵ月後には完全に炭酸ガスと水になって体外へ排出されます。

【エムドゲインゲル】
主成分（エナメル基質タンパク）は、歯が生えてくる時に重要な働きをするタンパク質の一種です。このタンパクに関しては、ヒトとブタとの分子構造に違いはないとされており、現在の高い安全性の下、幼若ブタの歯胚から抽出精製されます。日本では1998年に厚生労働省の認可がおり、さらに2002年には改良版である加熱製剤のエムドゲインゲルが認可されています。

平成　年　月　日　　　　眞坂歯科医院
担当医　　　　　　印

治療内容について説明を受けました。眞坂歯科医院にて治療を受けることに同意いたします。

ご署名

図９　再植治療に使用する材料に関する同意書

第5編

歯根破折歯の治療

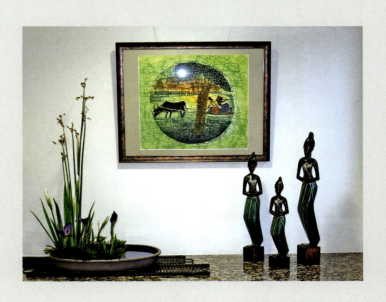

第1章 type M-I 口腔内接着法①

1. type M-I症例の特徴

　type M-Iとは，歯根破折が歯槽窩の外側に限局している症例に対する治療法で，破折歯片の分離を伴うものも多い．

　短いメタルポストが装着されたフェルールのない上顎前歯部に多く，唇側歯質が歯槽骨縁部で馬蹄形（U字型）に破断された症例である．

　破折歯片が大きく開いて難症例のように見える場合も多いが，歯槽骨破壊が少ないことと，前歯部の場合が多いため施術しやすく，治療は容易である．症例数は多くないが，Case2のような大臼歯部の歯槽骨縁上破折もある．

　破折部を大きく開いて，破折歯面を清掃し接着できるということが，他の術式にない特色である．

Case1　42歳，女性．1|

初診：2015.6.30　施術：2015.6.30　最終来院：2016.3.30

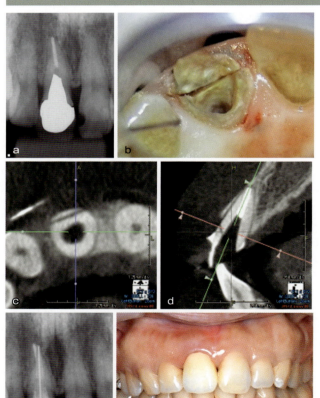

図1　U字状の骨縁上破折症例

a, b　2015年6月30日（初診）．他院で歯根破折と診断され，保存を希望して来院．動揺が大きくクラウンが簡単に外せた．唇側の破折歯片が大きく分離していた

c, d　CBCT検査を行い，唇側U字状の骨縁上破折と診断した．type M-Iの治療を行う．根尖病変がないため口腔内接着法で修復後，テンポラリークラウンを装着し，経過観察

e, f　7月25日に一度来院し，異常なし．9月5日，CBCT検査で治癒状態を確認．遠心部のポケットが4mmあるため，歯肉切除と歯頸部付近のデブライドメントを行い，その後印象採得し，9月15日にポーセレンクラウン（e-max）を装着

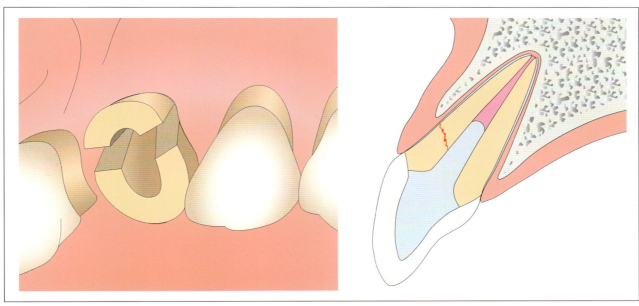

図2 type M-Iの歯根破折像

Case2 48歳，女性．6̲

初診：2015.8.29　施術：2015.9.26　最終来院：2016.3.22

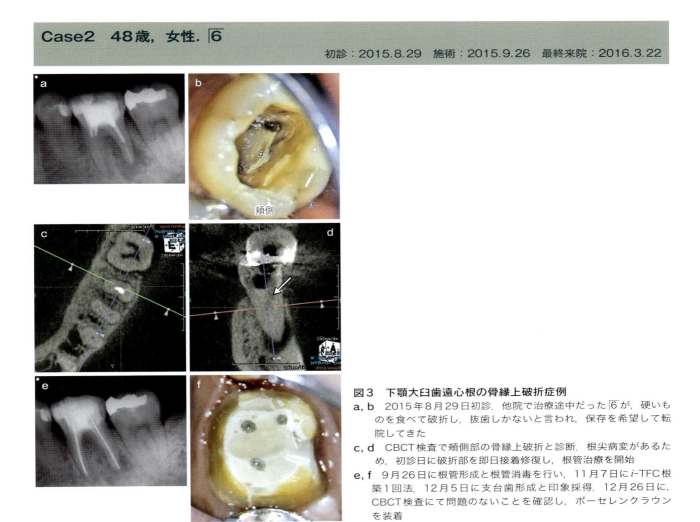

図3　下顎大臼歯遠心根の骨縁上破折症例
a, b　2015年8月29日初診．他院で治療途中だった6̲が，硬いものを食べて破折し，抜歯しかないと言われ，保存を希望して転院してきた
c, d　CBCT検査で頬側部の骨縁上破折と診断．根尖病変があるため，初診日に破折部を即日接着修復し，根管治療を開始
e, f　9月26日に根管形成と根管消毒を行い，11月7日にi-TFC根築1回法．12月5日に支台歯形成と印象採得．12月26日に，CBCT検査にて問題のないことを確認し，ポーセレンクラウンを装着

2. 術式の概要

1) CBCT検査による破折線の位置の確認

type M-Iは，「破折線が歯槽骨縁部より上にある」症例の治療法であるが，それを確認する三次元的診査が必要である．

また，前歯部においては，上記の診断に加えて，歯根長10mm以上，フェルール1mm以上の確保が条件となるため，正確な歯根長の計測ができるCBCT検査はこの意味でも必須となる．

唇側のフェルールがない症例では，歯肉切除を行い対処しているが，この場合，歯頸線の位置が高くなるため，術前の説明が大切である．同意が得られなかった場合には，脱臼処置による挺出法を適用する場合もある．

2) 把持鉗子による破折歯片の接合

破折歯片は歯槽骨の支持がないため，動揺が大きい．まず，破折歯片を把持鉗子で元の位置に整復してみて，うまく収まることを確認する．

また，破折線は斜めに入っていることが多く，整復に際して同じ高さで把持鉗子を当てると，歯片がズレやすい．把持鉗子の舌側部を深い位置に定め，破折面に対して垂直方向から力が加わるようにする．

歯肉上から押さえる必要がある時には，浸潤麻酔を施す．

3) 破折歯片の接着操作

破折歯片を大きく開き，超音波切削ファイルを用い，破折面表層の感染歯質を切削研磨して清掃する．

その後，i-TFCポストおよびスリーブを試適し，再度破折歯片が把持鉗子による圧接で密着することを確認する．

こうした処置後に出血がおさまらなかった場合には，ボスミンを使って止血し，i-TFC根築1回法の操作に移る．

4) デブライドメント・歯肉切除

接着操作を終えた後に，経過を診て，必要があればデブライドメントや歯肉切除などの歯周処置を行う．

3. 術式の実際

受診者は49歳の女性で，他院で「歯根破折のため経過観察するが，ゆくゆくは抜歯となる」と言われ，保存を希望して来院された．

唇側にフィステルがあり，近心部と遠心部に6mmのポケットがある．

正確な診断にはメタルポストを除去して，CBCTによる検査が必要と説明し，了承を得て診査を進めた．

唇側歯槽骨縁上のU字状破折でtype M-I症例である．

根尖病変は認められなかったので，当日，破折部を接着修復し，同時にi-TFC根築1回法により支台築造まで行い，テンポラリークラウンを装着した．

最終の補綴装置は，オールセラミッククラウンである．

type M-I　口腔内接着法①の手順（歯槽骨縁上破折で，破折歯片が外力で大きく動く症例）

【1回目】
- メタルポスト，根管充填材除去，根管内の汚染歯質除去
- 根管形成
- 破折部の処置（破折歯面の汚染歯質除去）
- 破折歯片の接着（根管治療が必要ない場合はi-TFC根築1回法で，支台築造まで行う）
- 根管内の消毒・洗浄（NaOCl，EDTA）

【2回目】
- i-TFCポストおよびスリーブの窩洞形成（φ1.3mm，φ2.0mm）（根管内歯質新鮮面の露出を兼ねる）
- i-TFCポスト，スリーブ，コアフォーマーの試適/処理
- コアフォーマーにコアレジンを填入し，暗箱に保管
- 根管内をアクセルで中和
- （出血があれば）ボスミンで止血（接着阻害因子となる止血剤TDゼットゼリーは使わない）
- 表面処理材グリーンでエッチング
- 乾燥
- スーパーボンドを破折部と根管内に流し込む
- （把持鉗子にて）破折歯片の整復
- スーパーボンドを満たしたi-TFCスリーブを挿入
- スリーブ内にi-TFCポストを挿入
- スリーブ周囲にポストレジンを注入
- コアレジンを入れたコアフォーマーを圧接
- 光硬化
- （およそ10分後）支台歯形成
- テンポラリークラウンの作製，装着

【3回目】
- デブライドメント

【4回目】
- 印象採得
- テンポラリークラウンの装着

【5回目】
- 補綴装置の装着

MEMO　　i-TFC根築1回法のシーラー
- スーパーボンドのモノマーは何種類かあるが，i-TFC根築1回法のシーラーとしては，流れが良く，硬化が速く，それでいて接着強さの大きいクイックモノマーを使用する．
- 根管充填材としては，X線造影性を有していることが必要で，流れの良い混和ラジオペークをポリマー粉末として用いる．
- 流動性を良くするために，通常ではモノマー4滴のところ5滴とし，キャタリストを1滴，ポリマーを計量器の小1の混和泥とする（この混和泥をスーパーボンドとして表記している）．

主要器材

- ◆ロングネックカーバイドバー
- ◆超音波切削用エンドファイル
- ◆超音波切削用ラウンドエンドテーパーバー
- ◆ポスト・スリーブ窩洞形成用バー（φ1.3mm，φ2.0mm）

- ◆i-TFCセット
- ・i-TFCポスト，i-TFCスリーブ
- ・表面処理材レッド（リン酸），PZプライマー
- ◆アクセル

- ◆ボスミン
- ◆表面処理材グリーン（第二塩化鉄添加クエン酸）
- ◆1mlシリンジ，23Gクリーンニードル
- ◆スーパーボンド クイック モノマー液
- ◆スーパーボンドキャタリストV（操作時間の確保）
- ◆混和ラジオペーク（低稠度と強度保持）

- ◆コアフォーマー
- ◆ポストレジン
- ◆コアレジン
- ◆ロックピンセット
- ◆把持鉗子
- ◆光照射器

- ◆テンポラリークラウン用レジン

以下　通法どおり

第5編　歯根破折歯の治療

Case3　49歳，女性．|1

初診：2014.3.4　施術：2014.3.15　最終来院：2016.1.19

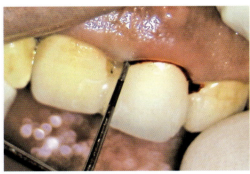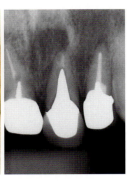

図4　type M-Iの術式

a, b　診査・診断
|1の近心隅角部に6mm，遠心隅角部に5mmのポケットがある．デンタルX線検査でメタルポストと歯頸部周囲根管壁の間に空隙様の透過像を認める

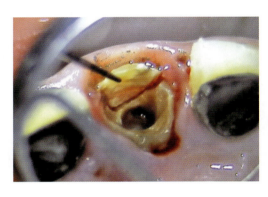

c　破折形態
切削タービンの振動で簡単にポストが外れ，根管内部が診査できた．唇側で歯槽骨縁上の破折であるtype M-Iと判断．破折歯片が復位することを確認する．根尖病変がないため，ただちに破折部の整復・接着処置および根管充填と支台築造を行う

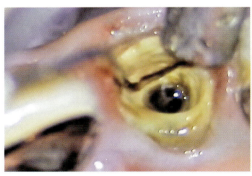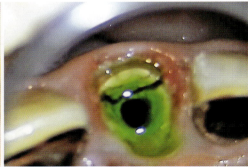

d, e　歯面処理
根管内面を超音波切削ファイルで清掃する．破折面は特に注意して，汚染歯面が残らないようにFFファイルで研磨清掃する．乾燥が接着封鎖の決め手となるため，出血があればボスミンを使う．表面処理材グリーンでエッチング

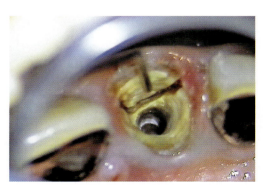

f　乾燥
乾燥にはエアシリンジに加工装着した23Gのクリーンニードルを使用する

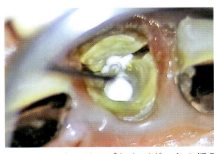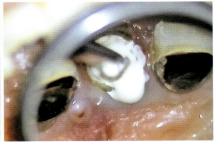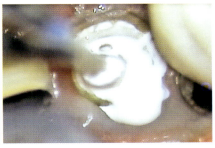

g～i　i-TFCスリーブおよびポストの挿入
　i-TFCポストとスリーブの試適後，スーパーボンドをシリンジを使って根管内と破折部に注入する．流し込んだスーパーボンドの上から中空部にスーパーボンドを満たしたi-TFCスリーブを根管に挿入し，次に，このスリーブの中空部にi-TFCポストを挿入する

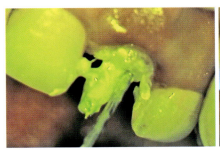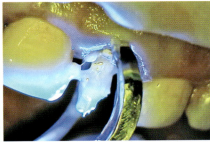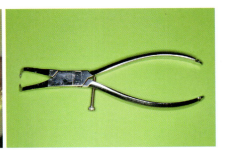

j～l　ポスト部の光重合
　ポストの歯頸部に光重合のポストレジンを注入し，把持鉗子で破折部を接合した状態で光照射器を行う

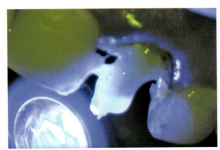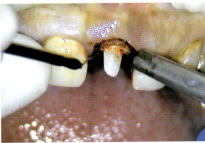

m　コアレジンを追加塗布し追加して光照射
　この光硬化の重合熱がスーパーボンドの歯頸部の化学重合を速め，重合時間を短縮する

n　破折部の歯肉に対する処置
　支台築造を終えたら，歯肉切除と破折線部のデブライドメントを行う

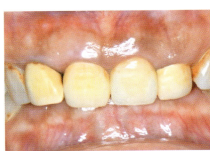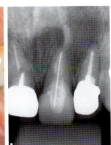

o, p　術後経過
　術後6カ月

第2章 type M-II 口腔内接着法②

1. type M-II症例の特徴

　type M-IIとは，破折初期段階である「破折歯片未分離の縦破折」ケースで，歯根破折歯治療の最も基本的な術式である．

　ただしこの術式の適応症例は，歯槽骨破壊が軽度な3壁性骨欠損症例に限定されるため，CBCT検査が決め手となる．

　術式も容易であるため，破折歯治療を初めて試みる場合はこのケースから始めることをお勧めするが，受療者には病識がないことがほとんどなので，リスク歯への注意喚起を行ったうえで，メインテナンス来院時に歯根破折診断をし治療というケースが大半を占め，新規受診者はほぼいない．

　早期発見のため経過も良好で，自院の受療者への適用が多い．

Case1　50歳，女性．4|

初診：2014.1.18　施術：2015.1.24　最終来院：2016.2.13

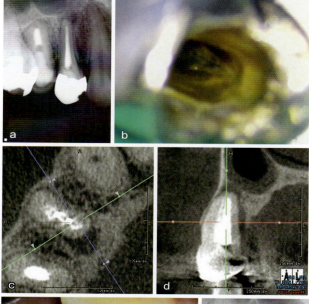
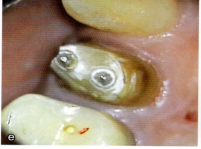
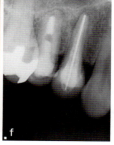

図1　早期発見できた縦破折症例（術式をCase3に示す）

a　2014年1月18日初診．検診希望で来院．4|に根尖病変を認めたため，半年ごとのX線検査を提言．3月3日，メインテナンス来院．2015年1月24日，メインテナンス時にプローブによる診査で歯根破折を疑った．CBCT検査を提案したところ了承を得た

b～d　2月14日，クラウンとポストを除去し，CBCT検査を行う．3壁性骨欠損と診断

e, f　7月29日，歯根破折線部の掘削処置を行い，スーパーボンドにて接着．8月29日，i-TFC根築1回法．3カ月の経過観察後11月7日に印象採得し，12月26日にポーセレンクラウン装着

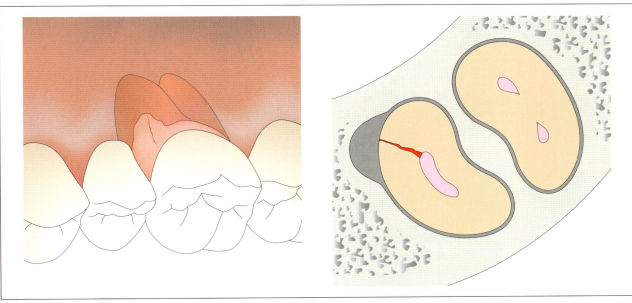

図2　type M-IIの歯根破折像

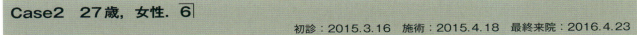

Case2　27歳，女性．6̲|

初診：2015.3.16　施術：2015.4.18　最終来院：2016.4.23

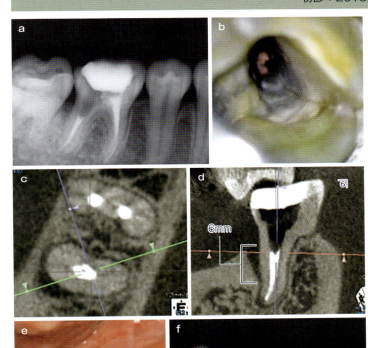

図3　大臼歯遠心頬側根の歯根破折症例

a, b　2015年3月16日初診．他院で歯根破折と診断され転院．メタルポストがないため，即CBCT検査を行った

c, d　頬側遠心隅角部に3壁性骨欠損．type M-IIケースである．4月18日に根管形成．遠心根の頬側に垂直性破折．その他，遠心根舌側の亀裂状の破折線，近心根中隔部のパーフォレーションを認めた

e, f　5月9日に根管消毒，6月20日までの経過観察を経て，7月11日にi-TFC根築1回法．8月22日に支台歯形成，印象採得．10月3日にポーセレンクラウンを装着

2. 術式の概要

1) 破折形態の診査

type M-Ⅱの場合は，破折線は通常歯冠側からポスト先端部付近に進んでいることが多いが，根尖側から歯冠方向に向かう症例，歯根の中央部に亀裂のように入る症例など，さまざまなケースがある．

さらに歯根全体にわたって破折線がある症例，一部に限局している症例など様態は多岐にわたるため，その全体像をマイクロスコープによる視診とCBCT検査でしっかりと把握しておく必要がある．

2) CBCTの水平断像と垂直断像

この術式が適用できるのは，歯槽骨壁が厚い大臼歯部や隣接面部の片側性破折症例であるが，その診断にはCBCTの水平断像が有効である．

この水平断像の骨欠損像で破折部位を確定し，次に，その部位の垂直断像で歯根破折の深さを診断する．

3) 破折線周囲汚染部の処置

type M-Ⅱにおける破折部の汚染歯質除去は，マイクロスコープ下で超音波切削ファイルを用いて行う．

このファイル先端を破折線部に位置させ，必要量を削除するためには，狭い根管内での視野を確保する必要がある．このため，切削工具は視野を妨げない大きさのものを選択しなくてはならない．

破折線部の掘削は，根面外側の歯根膜近くまで深く行う．

誤って歯根膜まで掘削し出血を起こしたとしても，接着操作時に止血を確保できれば問題はない．

4) デブライドメント

接着操作を終えた後に経過観察し，プローブによる診査を行う．

必要があればデブライドメントを行う．

この時，超音波切削の超微粒子ファイル(38頁参照)で破折歯根面外側部を切削研磨することが要点となる．

3. 術式の実際

受診者は50歳の女性で，家族が受診していた関係で，2014年1月に検診を希望して来院した．

デンタルX線診査の結果，4|の根尖病変，15|にメタルポストによる歯根破折の不安があることを説明した．

3度目の検診時(2015年1月)に4|の口蓋側に9mmのポケットを認め，歯根破折を疑った．

自覚症状はなかったが，根尖病変もあったため，ポストを除去してCBCT診査を行ったところ，破折を認め，かつ3壁性骨欠損であることが診断できた．

type M-Ⅱ適応症例である．

type M-Ⅱ　口腔内接着法の手順②（根管内に破折線が診断された症例）

【1回目】
- メタルポスト除去，根管充填材除去，根管内の汚染歯質除去
- 根管形成
- 破折線部を超音波ファイルで掘削．汚染歯質除去
- 根管内の消毒・洗浄（NaOCl, EDTA）

【2回目】
- i-TFCポストおよびスリーブの窩洞形成（φ1.3mm, φ2.0mm）
  （根管内歯質新鮮面の露出を兼ねる）
- i-TFCポスト，i-TFCスリーブ，コアフォーマーの試適／処理
- コアフォーマーにコアレジンを填入し，暗箱に保管
- 根管内をアクセルで中和
- 出血があればボスミンで止血
- 表面処理材グリーンでエッチング
- 乾燥
- スーパーボンドを根管内に流し込む
- スーパーボンドを満たしたi-TFCスリーブを挿入
- スリーブ内にi-TFCポストを挿入
- スリーブ周囲にポストレジンを注入
- コアレジンを入れたコアフォーマーを圧接
- 光硬化
- （およそ10分後）支台歯形成
- テンポラリークラウンの作製，装着

【3回目】
- デブライドメント

【4回目】
- 印象採得
- テンポラリークラウンの装着

【5回目】
- 補綴装置の装着

主要器材

- ◆ロングネックカーバイドバー
- ◆超音波切削用エンドファイル
- ◆超音波切削用針状FFバー
- ◆ポスト・スリーブの窩洞形成用バー（φ1.3mm, φ2.0mm）

- ◆i-TFCセット
  - i-TFCポスト，i-TFCスリーブ
  - 表面処理材レッド（リン酸）
  - PZプライマー
- ◆アクセル

- ◆ボスミン
- ◆表面処理材グリーン（第二塩化鉄添加クエン酸）

- ◆1mlシリンジ，23Gクリーンニードル
- ◆スーパーボンド　クイック モノマー液
- ◆スーパーボンドキャタリストV
- ◆混和ラジオペーク

- ◆コアフォーマー
- ◆ポストレジン
- ◆コアレジン
- ◆光照射器

- ◆テンポラリークラウン用レジン

以下　通法どおり

MEMO　コアレジンとコアフォーマー

- i-TFC根築1回法は，作業時間も短く，来院回数も減らせる優れた方法であるが，支台部分の構築にコアフォーマーを用いることで，よりいっそう時間短縮が図れる．
- コアフォーマーを用いる場合は，その中にコアレジンをあらかじめ充たしておき，暗箱中に保管しておく．

Case3　50歳，女性．4̄|

初診：2014.1.18　施術：2015.2.16　最終来院：2016.2.13

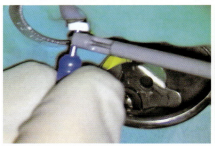
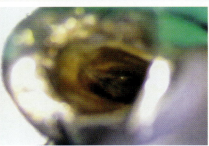

図4　type M-IIの術式

a, b　根管処置と根管充填・築造
歯冠部歯質が十分確保できるため，4/5クラウンを除去せず，咬合面から窩洞を形成して根管処置に入る．根長測定と根管形成（B：♯40, 20mm・L：♯80, 20mm）を行う．口蓋側に破折線を確認する．破折歯片の分離はない

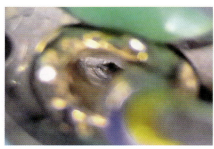
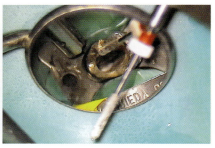

c, d　破折線部の掘削とスリーブ窩洞の形成
破折線部を超音波切削ファイルで掘削し，その後，スリーブのポスト窩洞を形成する

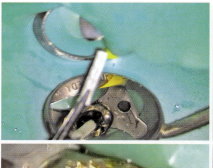
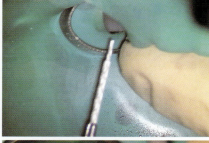
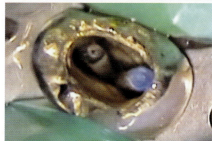
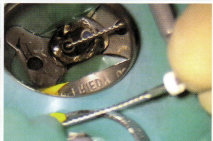

e〜h　スリーブとポストの試適
スリーブとポストを試適する．ポストのワイヤーに根管測定器の端子をつないだリーマーを接触させ，ポスト先端の位置を確認する．治療歯のフェルールは十分に確保できるため，短冊型スリーブの追加挿入は必要なかった

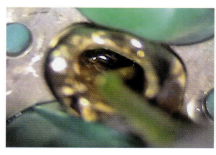
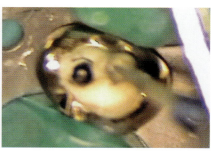

i, j　i-TFC接着操作
表面処理材グリーンで処理して乾燥した根管内にスーパーボンドを注入し，この上からスリーブ，次にポストを挿入する

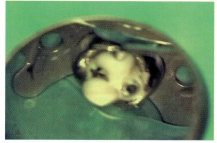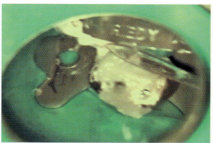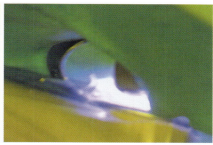

k～m　光照射
歯冠部のスリーブの隙間にポストレジンを注入し，その上からコアレジンを圧入し，光照射器で硬化させる

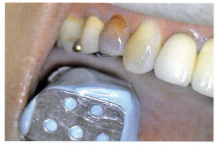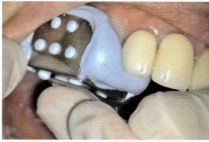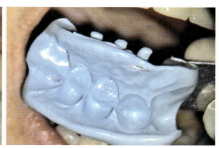

n～p　テンポラリークラウン用の印象
支台歯形成に入る前にテンポラリークラウン製作のための印象をパテ状シリコーンで採取しておく

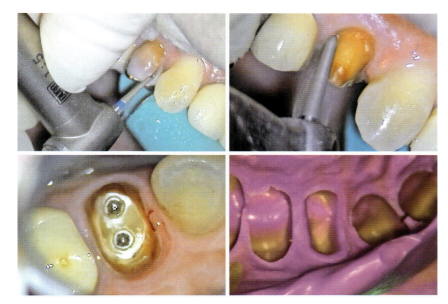

q～t　支台歯形成，印象
支台歯形成を行い，印象を採得する

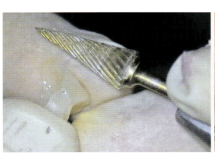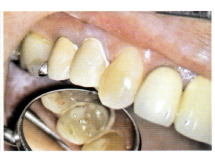

u, v　テンポラリークラウンの装着
形成前に採取した印象体に化学重合型即時重合レジン（ルクサテンプ/ヨシダ）を注入し，これを形成歯に圧接し完全硬化する前に取り出し，テンポラリークラウンとする

第3章 type M-Ⅲ 口腔内接着法＋フラップ手術

1. type M-Ⅲ症例の特徴

　type M-Ⅲとは，口腔内接着法だけでは炎症症状を消退できない，汚染が歯根外側に広がり，歯槽骨欠損が2壁性となった症例で，かつ，破折線が唇・頬側に限定して位置した片側性破折をいう．

　根管内から破折汚染部を掘削清掃したうえで，i-TFC根築1回法による支台築造を行い，日を改めてフラップ手術により歯根外側部の汚染部を処置する．

　適用する部位は，上顎中切歯・側切歯に多いが，まれに上顎小臼歯や上下顎第一大臼歯の近心根の場合もある．

　フラップ手術により外側部の処置ができない場合は，便宜抜去を必要とするtype M-Ⅳの適用となる．

Case1　57歳，女性．1|

初診：2011.12.13　施術：2011.12.19　最終来院：2016.3.15

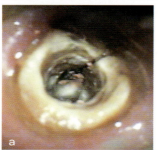
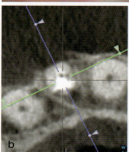 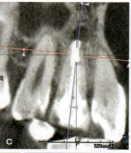 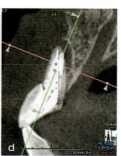
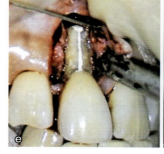 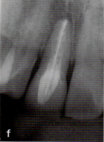

図1　若干の歯根分離が認められた症例

a　2011年12月13日初診．他院で1年半ほど前に腫れて歯根破折と診断され，抜歯か経過観察と言われた．10日ほど前に再び腫れてきたが，残してほしいと希望．テンポラリークラウンを除去して診査した結果，唇側一部破折ではあるが，約0.5mmの破折部離開が認められた

b～d　CBCT検査で，①破折部位，②歯根長（11mm），③2壁性骨欠損を確認．根尖病変を認めたが，フラップ手術で対処できるため，type M-Ⅲを適用

e　12月19日．i-TFC根築1回法．テンポラリークラウンを装着．フラップ手術を予定したが，受療者の希望により4カ月間経過観察後，3月5日に支台形成および印象採得．4月10日にオールセラミックスクラウンを装着．2012年8月27日，CBCT診査で破折部の治癒が望ましい状態ではないことを確認しフラップ手術の必要性を説明．2014年9月12日，フラップ手術

f　2016年3月15日，3年6カ月経過時

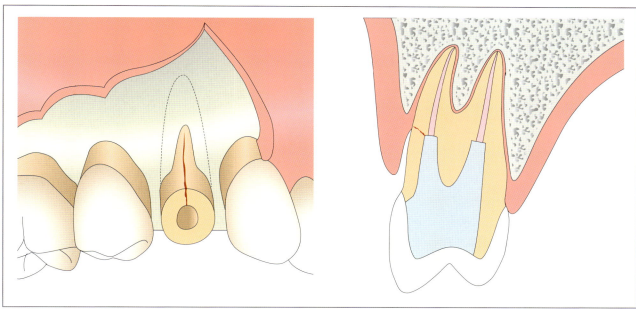

図2 type M-Ⅲの歯根破折像

Case2 46歳，男性．6̄

初診：2012.8.8　施術：2012.8.8　最終来院：2015.12.25

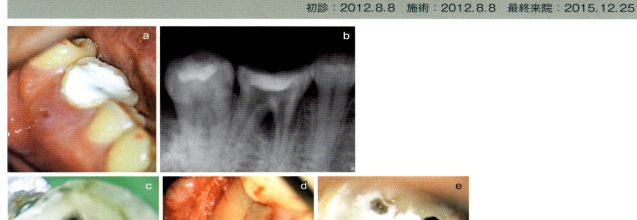
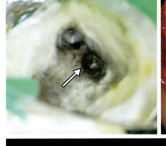
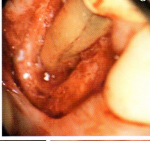
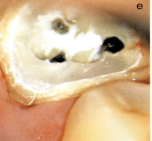
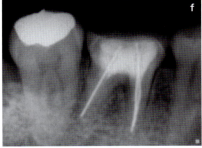
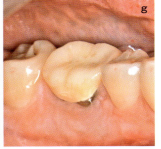

図3　パーフォレーションと近心頬側根に破折の認められた症例

a, b　2012年8月8日初診．他院で治療中に歯根破折と診断された．6̄頬側中央部にフィステル，近心根中隔部に骨吸収像

c　近心頬側根遠心側にパーフォレーション，近心頬側隅角部に歯根破折を認めた．i-TFC根築1回法後にフラップ手術を行うtype M-Ⅲの治療について説明し了承を得る

d, e　フラップを開けてみると，長い破折線が認められた

e〜g　10月10日にポーセレンクラウンを装着

2. 術式の概要

1) 破折線の位置と歯槽骨破壊の診断

CBCTを用いて，破折線の位置の確認と，破折線周囲歯槽骨の破壊像を確認する．長期にわたり炎症が継続したことで炎症性肉芽組織が多くなり，根管内からの処置だけでは消炎が困難な症例に対する手法である．

唇・頬側部に限定した炎症であればフラップ手術で対処できるため，破折線の位置と歯槽骨の破壊状態の確認が決め手となる．

2) フラップ手術の切開線の設定

骨吸収部にかからないように，フラップの切開線を余裕をもって設定することが要点となる．骨吸収部上に切開線を置いてしまうと，縫合した歯肉弁が生着せずに歯根が露出する場合がある．CBCTによる診断と，浸潤麻酔時に麻酔針で骨面をボーンサウンディングして確認し，切開線を確実に骨面に入れることが大切である．

3) MSBパックによる創面保護

スーパーボンドによる歯肉パック（MSBパック）は非常に有効である．

血餅が硬化し，周囲組織から免疫細胞や線維芽細胞が遊走してくる術後の2, 3日の間，菌の少ない閉鎖環境を保ち，かつ創部を固定して安静に保つことにより，より歯根破折歯接着治療の予知性を高めている．

MSBパックは，練和したスーパーボンドを1mlのシリンジに入れ，23Gのニードルを使って乾燥した歯肉創面に流して封鎖する手法である（**図4**）．

「縫合糸の除去が難しいのでは……」という質問もよく受けるが，超微粒子のラウンドエンドテーパーバーを使って高速コントラで切削することで，歯肉上皮を損傷することなく容易にパックの除去ができる．

3. 術式の実際

受診者は77歳の男性で，上顎左側小臼歯部の歯肉の痛みで来院した．デンタルX線検査で根尖病変を認めた．X線像では発見ができなかったが，プローブによる診査で歯根破折を疑い，CBCT検査を行うことにした．結果は唇側の一部破折で，歯根長が13mmであった．type M-Ⅲのケースである．

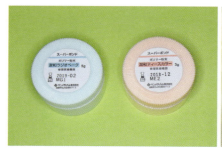 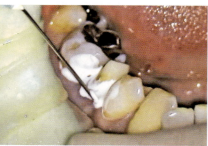 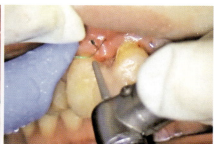

図4 MSBパックと必要器材
a　スーパーボンドラジオペークと前歯部に用いるティースカラー
b　シリンジを用いて操作する
c　除去はFFバーで切削する

type M-Ⅲ　口腔内接着法＋フラップ手術の手順

【1回目】
【2回目】根管形成〜i-TFC根築1回法で支台築造（type M-Ⅱと同様）

【3回目】（経過が良好であれば）
・フラップ手術
・歯根外側の破折線の溝を超音波切削器具で掘削
・スーパーボンドで溝を埋め，超音波FF研磨ファイルで平滑にする
・歯肉弁縫合
・MSBパック
・MSBパックの上に光硬化型CRレジンで歯冠の欠損部の形態付与

【4回目】施術より1週間後
・創面の洗浄
・MSBパックの再封鎖

【5回目】施術より2週間後
・MSBパックの除去（FFラウンドエンドバーで切削）
・（縫合した場合には）抜糸
・テンポラリークラウンの作製，装着

【6回目】
・印象採得
・テンポラリークラウンの装着

【7回目】
・補綴装置の装着

主要器材

◆1〜2回目はtype M-Ⅱと同様

◆フラップ手術用の外科器材
◆超音波切削・研磨ファイル
◆表面処理材グリーン（第二塩化鉄添加クエン酸）
◆表面処理材レッド（リン酸）
◆Vプライマー
◆スーパーボンド　クイックモノマー液
◆スーパーボンドキャタリストV
◆混和ラジオペーク
◆混和ティースカラー
◆1mlシリンジ
◆23Gルートクリーンニードル
◆光重合CRレジン

◆FFラウンドエンドバー

以下，通法どおり

MEMO ── MSBパック

・MSBパックは，モノマーとしてシーラーと同じクイックモノマーを用いる．
・ポリマーとしては，通常使いやすい混和ラジオペークを用いるが，前歯部ではやや流れは悪いものの，審美性を優先して，歯冠色に近い混和ティースカラーを使用する．
・type M-Ⅲでは，1歯分用のパックとしてモノマーを8滴，ポリマーを計量スプーンの大1カップとして使用する．
・歯面処理は頰舌側とも隣在歯の中央部2mm×2mmくらいのわずかな部分にのみ行う．範囲を広げてしまうと除去が困難になる．
・縫合糸の上からパックを流し込んでも問題はない．

Case3　77歳，男性．|5

初診：2015.6.10　施術：2015.6.30　最終来院：2016.3.4

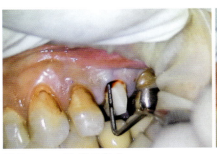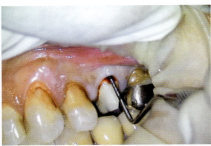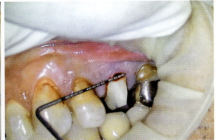

図5　type M-Ⅲの術式

a～c　プローブによる診査
　歯槽骨の欠損状態を把握するためにプローブによる診査を行う．ポケットの深さが約10mm，近遠心方向への移動量が約4mmで，破壊量が大きい

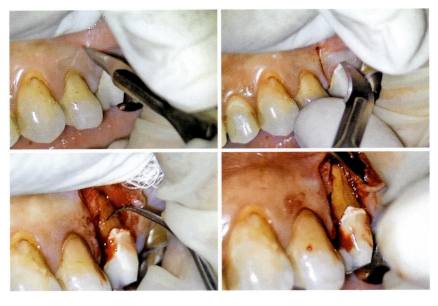

d～g　フラップ手術
　|5近心部に縦切開を入れ，歯肉溝を切開し，破折線部処置の術野を確保する

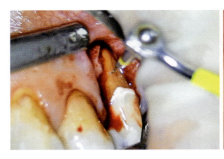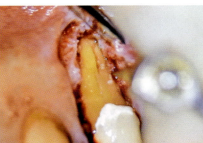

h, i　破折線部の掘削清掃
　破折線外側汚染部を超音波切削機用のFFファイルで掘削する

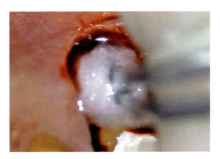

j　止血
　掘削を終えたらボスミンを塗布して止血し，接着封鎖作業に移る

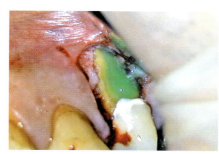 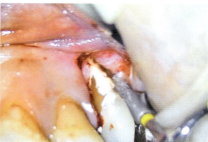 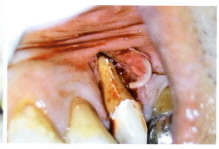

k～m　破折線掘削部の接着封鎖
　破折線掘削部を表面処理材グリーンで10秒間処理し，スーパーボンドシリンジを使って流し込む．スーパーボンドを流し込んだら歯肉弁を元の位置に戻した状態で硬化を待つ（約7〜10分）．スーパーボンドが硬化したら超音波切削機用の超微粒子ダイヤモンドのラウンドエンドテーパー・ファイルで余剰レジンを削り取り，同時に歯根面のデブライドメントを行う

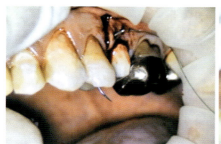 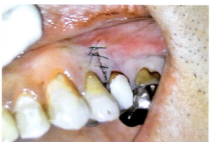

n, o　歯肉弁の縫合
　剝離した歯肉弁を縫合する

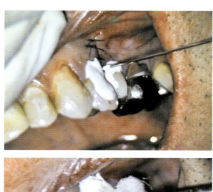 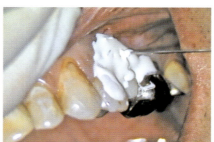
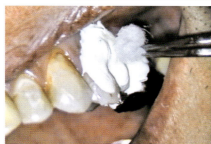 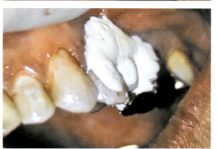

p～s　MSBパック
　パックの維持固定を良好にするために両隣在歯の唇・頰側面中央部の表面処理が必要である．この症例は |4 が天然歯，6| が金銀パラジウム合金のクラウンのため，|4 はレッドで30秒の処理を行い，6| にはレッドで同じく30秒処理後にV-プライマーを塗布する．スーパーボンドは歯肉上皮にも接着するため，創面の閉鎖を良好に行える．パックは歯肉創面を乾燥したうえで，スーパーボンドをルートクリーンニードル23Gを装着した1mlシリンジに入れ，注出する

第4章 type M-Ⅳ 口腔内接着法＋再植法

1. type M-Ⅳ症例の特徴

　type M-Ⅳとは，破折の範囲がフラップ手術を行えない部位であるため，意図的抜歯を行い，口腔外で破折線外側汚染部を処置して再植する方法である．

　まず第一に，抜歯ができること，次に破折歯片に分離のない症例が適用となる．

　処置の手順であるが，口腔外の処置時間を短くし，操作を容易にする目的で，まず破折線部の接着封鎖と支台築造を口腔内で行ったうえで，日を改めて再植する．

　再植時には，抜歯に際して極力歯根膜を傷つけないこと，口腔外処置時に乾燥させないことが重要である．

　乾燥を防ぐには，外気にさらす時間を最少にすることだが，生理食塩水中に浸す，抜歯窩に戻しておくなどしている．

Case1　59歳，女性．|1

初診：2010.10.23　施術：2010.10.27　最終来院：2016.7.25

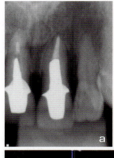
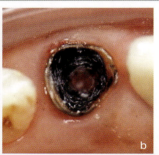
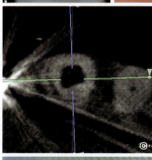
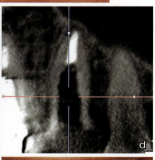
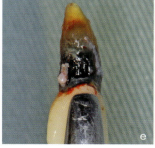
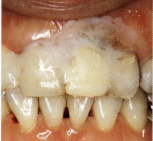
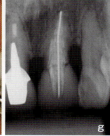

図1　唇側と遠心に歯根破折の認められた|1

- a　2010年10月23日初診．1年ほど前から腫脹を繰り返している．唇側中央のプロービング値は10mm，横方向への移動3mm
- b　10月27日．メタルポストを除去
- c, d　唇側と遠心側の骨破壊が大きい
- e, f　11月16日，i-TFC根築1回法，テンポラリークラウンを装着し，12月14日に再植法を適用．MSBパック．6カ月間に4回の経過観察を行った
- g　2011年5月17日に印象採得．6月1日にポーセレンクラウンを装着

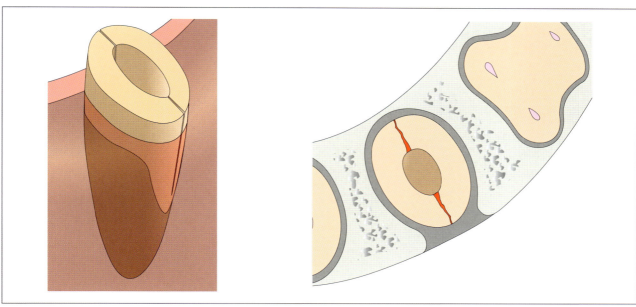

図2　type M-IVの歯根破折像

Case2　47歳，女性．7̄

初診：2012.12.1　施術：2012.12.15　最終来院：2015.10.10

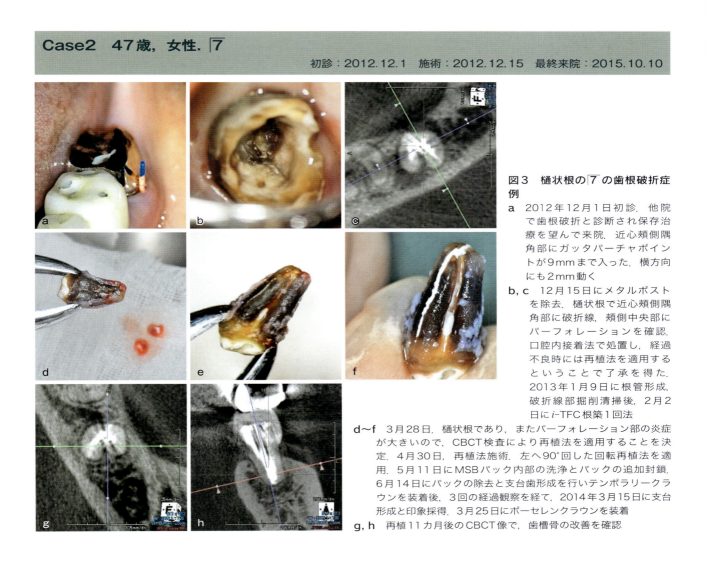

図3　樋状根の7̄の歯根破折症例

a 2012年12月1日初診．他院で歯根破折と診断され保存治療を望んで来院．近心頬側隅角部にガッタパーチャポイントが9mmまで入った．横方向にも2mm動く

b, c 12月15日にメタルポストを除去．樋状根で近心頬側隅角部に破折線，頬側中央部にパーフォレーションを確認．口腔内接着法で処置し，経過不良時には再植法を適用するということで了承を得た．2013年1月9日に根管形成，破折線部掘削清掃後，2月2日にi-TFC根築1回法

d〜f 3月28日．樋状根であり，またパーフォレーション部の炎症が大きいので，CBCT検査により再植法を適用することを決定．4月30日，再植法施術．左へ90°回した回転再植法を適用．5月11日にMSBパック内部の洗浄とパックの追加封鎖．6月14日にパックの除去と支台歯形成を行いテンポラリークラウンを装着後，3回の経過観察を経て，2014年3月15日に支台形成と印象採得．3月25日にポーセレンクラウンを装着

g, h 再植11カ月後のCBCT像で，歯槽骨の改善を確認

2. 術式の概要

1) 抜歯が可能か不可かの診断

typeM-IVの術式は*i*-TFC根築1回法のシステムが整った2006年以降に開始した．適応は「意図的抜歯」による手法であるため，適応は抜歯が可能な症例に限られる．

基本的には単根歯が対象となるが，複根歯（上下顎第二大臼歯が多い）でもCBCT検査で抜歯可能と診断できれば適用している．

2) 意図的抜歯による歯根外側の破折汚染部の処置

術式としては，まず口腔内で破折線部の掘削・清掃を行い，汚染歯質を除去した後，破折線部の接着と*i*-TFC根築1回法による支台築造を行う．

次回来院時に，意図的に抜歯し，口腔外で破折線外側部の汚染歯質を掘削・清掃し，スーパーボンドで掘削溝を埋める．

抜歯窩内の炎症性肉芽組織を除去し，患歯を抜歯窩に戻して隣接歯と歯頚部周囲をMSBパックで覆い，固定と治癒環境の閉鎖保全を行う．

3) 再生療法の併用

破折線周囲の骨吸収が大きいケースについては，骨補填材（セラソルブ：白鵬）やメンブレン（GCメンブレン：ジーシー）を併用して，良好な結果を得ている．まだ症例数が少ないため評価できる段階ではないが，骨補填材の填入は術式的にも容易であるため，今後に期待している．

再生療法を行う場合には，その材料についての説明と承諾が別途必要となる．

4) 再植歯の連結とMSBパック

意図的抜歯・再植法は，再植歯の維持固定が必要である．再植歯が生着し安定するまで2～3カ月を必要とするため，この間の維持固定が要点となる．これには前項で述べたMSBパックを使用する．再植法の場合には，創面保護の他に，隣在歯との維持固定が加わる点でtype M-IIIとの違いがあるが，処置操作はほとんど同じである．

ただ，注意を要するのが，接着回復した歯根と抜歯窩壁との間を密着させすぎるとアンキローシスの原因となることである．MSBパックが完全硬化する前に再植歯をわずかに引き上げ，ゆとりをもたせる．

3. 術式の実際

Case3の受診者は51歳の男性で，CBCT画像ソフトを持参し，破折歯診断のセカンドオピニオンを希望して来院した．根尖部まで達した頬舌方向の両側性破折なため，type M-IVが適用となると説明する．

一方，Case4の受診者は41歳の女性で，他院でのメインテナンス中に|5 部が腫脹してきたそうで，「歯根破折であれば治療を依頼する」という紹介状を持って来院した．

プローブによる診査では，頬側12 mm，横方向へは4 mmの動きであった．また，CBCT診査で頬側中央から遠心中央にかけての2壁性骨欠損と診断した．

骨欠損が大きいため，再生療法を併用したtype M-IVが適応となる．

type M-Ⅳ　口腔内接着法＋再植法の手順

【1回目】　根管形成〜i-TFC根築1回法で支台築造
【2回目】　（type M-Ⅱと同様）

【3回目】
- 抜歯
- 抜歯歯根の肉芽組織をメスにより切除
- 破折線汚染部の清掃（超音波切削機用針状FFバー）
- 破折線掘削部の接着封鎖
- 生理食塩水中でスーパーボンドを硬化させる
- 抜歯窩の肉芽組織の掻爬（鋭匙，骨バーで通法どおり）
- 硬化した余剰スーパーボンドの除去（超音波切削機用ラウンドテーパーバー）
- 再植
- MSBパック（頬側，口蓋〈舌〉側両側に行う）

【4回目】施術より1週間後
- MSBパックと歯肉の間の空隙を洗浄
- スーパーボンドで空隙を再封鎖

【5回目】施術より3〜4週間後
- MSBパック連結部のスーパーボンドを残し，歯頸部のみ除去（歯間ブラシの清掃を可能にする）

【6回目】2〜3カ月後
- 印象採得
- テンポラリークラウンの装着

【7回目】
- 補綴装置の装着

主要器材

- ◆1〜2回目はtype M-Ⅱと同様

- ◆抜歯用外科器材
- ◆外科用メス（No.15c等）
- ◆超音波切削機用針状FFバー
- ◆スーパーボンドセット
  - 表面処理材グリーン（第二塩化鉄添加クエン酸）
  - スーパーボンド クイックモノマー液
  - スーパーボンドキャタリストV
  - 混和ラジオペーク
  - 混和ティースカラー（MSBパック前歯用）
- ◆1mlシリンジ，23Gルートクリーンニードル
- ◆超音波切削機用FFラウンドエンドテーパーバー
- ◆スーパーボンドセット（MSBパック）
- ◆ワセリン

MEMO　抜去歯の保湿と乾燥
- 歯根膜の組織は乾燥に弱く，外気への露出は極力短くしなくてはならない．
- そのためには，生理食塩水を抜去歯に頻繁に注水する，生理食塩水中に置くなど，乾燥を防ぐ配慮が必要である．
- 生理食塩水に替えて，牛乳を推奨する術者もいる．
- しかし，接着操作時の30〜60秒間についてはしっかりと被接着面の乾燥を図る．

第5編 歯根破折歯の治療

Case3 51歳, 男性. 5̅

初診：2014.6.20　施術：2014.7.1　最終来院：2015.1.13

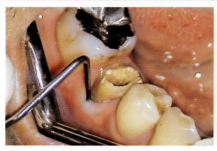
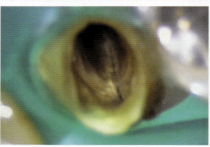
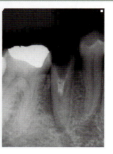

図4　type M-Ⅳの術式

a～c　術前
　根尖部まで達した頬舌方向の両側性歯根破折であった．type M-Ⅳを適用．抜歯前に支台築造までを i-TFC 根築1回法で行っておく

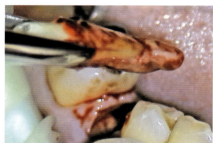
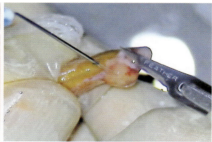

d, e　抜歯
　支台築造を終えているため，鉗子を使って歯根膜損傷をおさえた抜歯ができる．歯根遠心側の歯根肉芽種をメスで削ぎ取る（2014年7月14日）

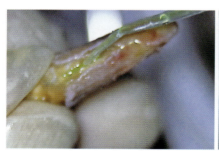
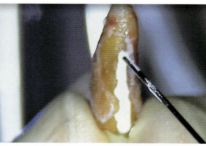

f, g　破折掘削部の接着封鎖
　掘削清掃した破折線部を表面処理材グリーンで5～10秒処理し，洗浄乾燥したうえで，ここにスーパーボンドを，シリンジを使って流し込む

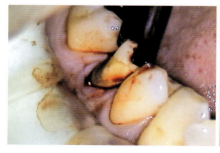
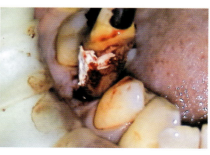

h, i　抜歯窩の掻爬
　スーパーボンドの硬化には混和開始から10分ほど必要なため，この間，歯根膜の損傷を抑えるため，処置歯をいったん抜歯窩に戻し，血液に浸し，その後生理食塩水に浸漬し，硬化を待つ

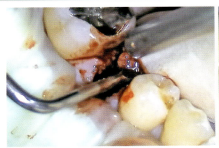
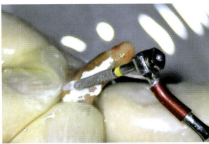

j 抜歯窩の掻爬
この硬化待ち時間に抜歯窩の掻爬を行う

k, l 封鎖部と歯根膜損傷部の処置
スーパーボンドが硬化したら余剰部を超音波切削チップに付けたFFラウンドテーパーバーで除去する．この時，歯根膜のない根面もこのバーでデブライドメントし，汚染されたセメント質を廓清する．マイクロスコープと，超音波切削チップを使用することで，この操作が容易に行える．この間，歯根膜損傷を最小限にするために，乾燥状態とするのは歯面処理とスーパーボンドの流し込みの時だけである

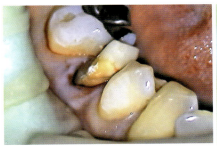
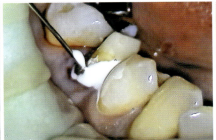
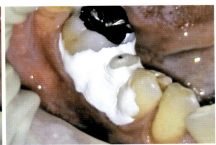

m〜o 再植歯の固定と創面の保護
抜歯窩に戻し，MSBパックによる固定と創面の保護処置に入る．両隣在歯の唇面中央部2mmほどを表面処理材レッドで30〜60秒処理し，シリンジに入れたスーパーボンドをニードルの先端から創面に流し込みながら盛り上げる．この時，良好な封鎖を確保する要点は，創面と歯肉粘膜の乾燥である

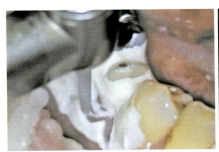
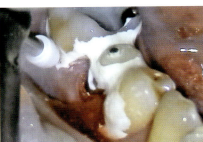

p, q 粘膜面のパック除去
施術より3〜4週後に，パックの連結部を残した状態で，歯間ブラシが入るように粘膜面を除去する．この除去は，FFダイヤモンドのラウンドテーパーバーを使用する．超微粒子のFFバーであれば，歯肉に振れても傷が着かない

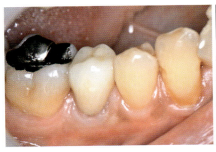
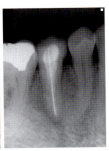

r, s クラウンの装着
再植から3ヵ月後にポーセレンクラウンを装着（2014年10月10日）

Case4 41歳，女性．|5

初診：2015.8.8　施術：2015.8.12　最終来院：2016.4.23

図5　type M-Ⅳの術式

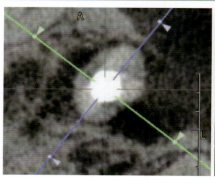
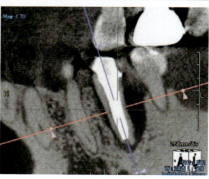

a, b　CBCT検査
頬側中央から遠心中央にかけた2壁性骨欠損と診断した．遠心部の骨欠損が大きい

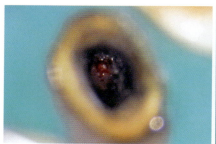
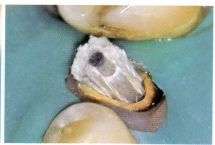

c, d　根管処置と根管充填・築造
破折歯片の分離はないが，残存歯質のない漏斗状歯根でフェルールもないという厳しい条件である．i-TFCポストとi-TFCスリーブを試適．ポストの周囲に短冊状に加工したスリーブを可能なかぎり挿入する

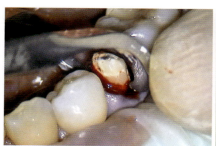
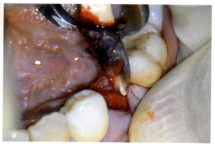

e, f　抜歯
フェルールがないため，抜歯鉗子で把持できない．把持鉗子で抜歯した．歯槽骨の破壊が大きいので，抜歯は容易である

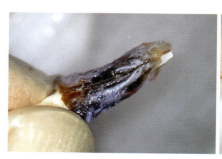
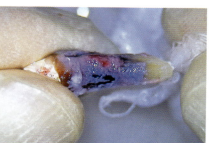

g, h　破折線部の状態
頬側遠心隅角部の破折線部は0.5mmほど分離し，この部分の歯根膜損傷が大きい．一方，舌側近心隅角部の破折部は，分離がなく，歯根膜損傷が少ない

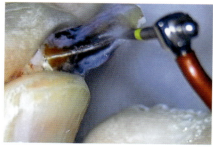
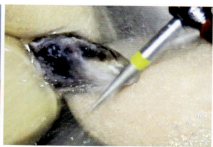

i, j　破折線部と根尖部の処理
離開した破折線部を超音波切削ファイルで掘削し，根尖部もファイルで清掃して平滑にする

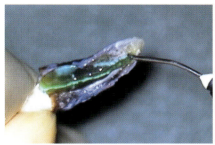 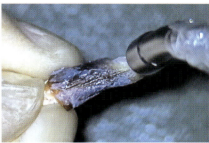 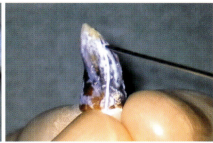

k〜m　掘削部の接着封鎖
　掘削清掃した破折線部を表面処理材グリーンで5〜10秒処理し，洗浄乾燥したうえで，スーパーボンドを流し込む

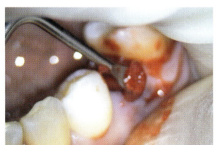 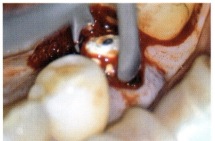

n, o　抜歯窩の掻把と再植歯の試適
　抜歯窩を掻爬し炎症性肉芽組織を除去したうえで，再植歯を抜歯窩に試適する．抜歯窩に回転させて戻すか否かはこの試適状態で判断する．ここでは回転させていない

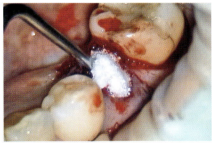 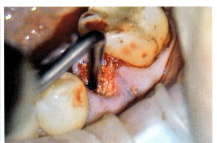

p, q　骨補填材の填入
　抜歯窩に骨補填材（セラソルブ：白鵬）を填入する

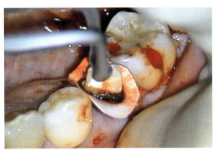 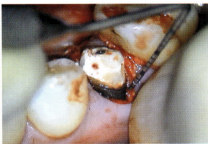

r, s　メンブレンの装着
　メンブレン（ジーシーメンブレン：ジーシー）を再植歯に嵌め込んだ状態で抜歯窩に挿入する．必要量の骨補填材を抜歯窩と再植歯の間に填入したうえで，メンブレンを歯肉縁下にプローブを使って押し入れる

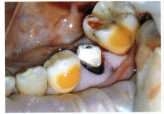 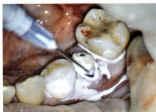 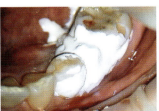 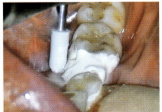

t〜w　MSBパックによる固定と創面保護
　両隣在歯の唇面，ならびに舌側中央部に被着面処理を行う．本ケースでは両歯とも天然歯なので表面処理材レッドを使用，MSBパックで連結固定と創面の保護を行う

第5章 type M-V 口腔外接着法

1. type M-V症例の特徴

type M-Vとは，破折歯片が大きく分離し，その分離間隙に炎症性肉芽組織が増殖し，口腔内で破折歯片を接合できない症例のための術式である．

歯根破折を主訴とする新患受診者は，type M-Vが多い．

破折歯片分離症例は，歯周骨破壊が大きいため保存不可能と診断されることが多いが，分離した部位の歯槽骨破壊は大きくても，破折歯片自体の歯根膜損傷は少ない症例があることをこれまでの臨床で確認している．

現在はCBCT診査でこの歯根膜と歯槽骨破壊の状況を詳しく診査できるため，診断を誤らず再植法を使いこなせれば，以前と比較して良好な結果が得られているが，経過不良となるケースもある．

Case1 50歳，女性．1̲

初診：2015.2.9　施術：2015.2.9　最終来院：2015.12.4

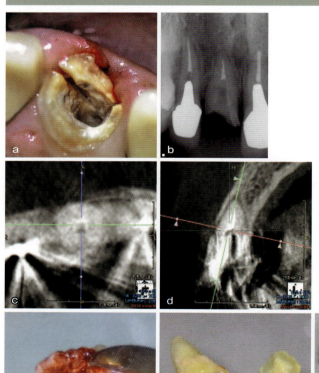

図1　近遠心的に完全分離していた症例

- a, b　2015年2月9日初診．差し歯が取れ，受診した医院で破折のため抜歯と言われたが，保存したいとの希望で来院．破折部が分離し，炎症性肉芽組織が入り込んでいる
- c, d　CBCT検査により，唇側U字型破折で，破折の深さが唇側歯根長の1/2まで及ぶことが確認できたため，type M-Vを適用
- e, f　3月3日，意図的抜歯．口腔外接着法を行い，再植．炎症性肉芽組織が多く破折が深部に及んでいる．MSBパックを使用
- g　3月16日にMSBパックを除去．6月2日に支台歯形成および印象採得．6月20日にポーセレンクラウンを装着

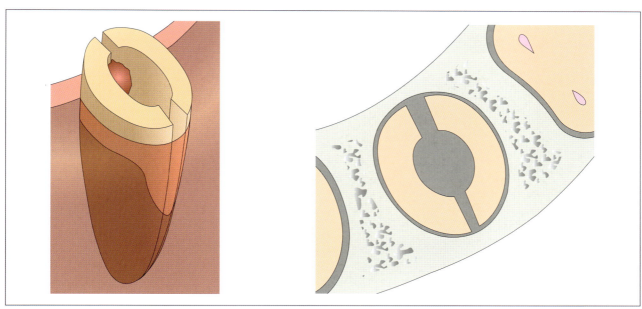

図2 type M-Vの歯根破折像（分離幅0.5mm以上）

Case2 63歳, 女性. 5

初診：2013.9.20　施術：2013.10.8　最終来院：2016.3.8

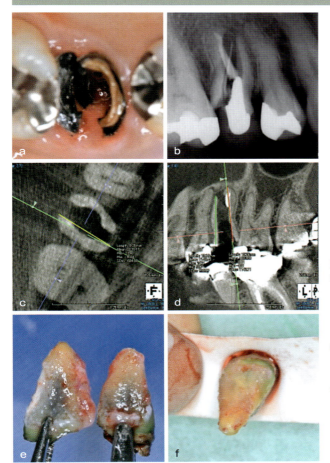

図3 再生療法を併用した完全分離症例

a, b　2013年9月20日初診．3年前に他院にて「歯にひびが入っている」と言われたが，時間がなくてそのままクラウンを装着してもらった．しかしそれ以来，鈍痛が続いている．割れた歯を残せるという新聞記事を見て，この治療法に関心があるため受診したとのことだった

c, d　歯槽骨の欠損は大きいが，破折歯片の歯根膜の損傷が少ないと診断し，再生療法を併用した口腔外接着法で保存可能と考え，type M-Vを適用することとした

e, f　10月8日．意図的抜歯．歯根膜の損傷が少ない．口腔外接着法で処置．メンブレンと骨補填材を併用して再植．10月15日にMSBパック内部の洗浄およびパック材を追加して再封鎖．11月5日にパックの歯頸部を切削除去．12月3日の経過観察を経て2014年1月7日に支台歯形成と印象採得．1月22日にポーセレンクラウンを装着

2. 術式の概要

1) CBCTによる歯根膜と歯槽骨の破壊状態の診断

分離破折の場合，歯根膜の損傷が少ないことが多い．これは破折歯片が分離するため，破折線部の汚染物質が根管の中に入りやすくなる一方で，破折歯片の歯根膜部には炎症が進まないためではないかと考えている．今後，この点について病理組織学的に解明できることを期待している．

いずれにしても，この歯根膜破壊が少ない状態は，CBCT検査で確認できる．

2) 抜歯した破折歯片の接着と炎症性肉芽組織の除去処置

分離破折歯片をそれぞれ抜去し，破断汚染歯面を超音波切削ファイルで清掃し，歯根の内面，外面の慢性炎症肉芽組織を除去する．その後，i-TFC根築1回法にて破折歯片の接着と支台築造を行う．この間，極力乾燥を防ぐこと，および接着操作時には，十分な乾燥状態とする点はtype M-IVと同じである．

3) 抜歯窩の処置

抜歯窩の炎症性肉芽組織をきれいに除去し，再植歯を抜歯窩に戻す．この時，抜歯窩を十分な血餅で満たしておくことが大切である．

必要に応じて骨補填材を使用する．

4) MSBパックによる創傷封鎖と連結固定，ならびに歯根と窩洞壁の間隙の処置

MSBパックによる創傷封鎖と連結固定は前項のtype M-IVの場合と同じである．

また，接着回復した歯根と抜歯窩壁との間にゆとりを持たせることも同じである．

3. 術式の実際

受診者は64歳の男性で，他院で歯根破折のため抜歯と診断されたため，保存治療を望んで受診した．

唇側のポケット値は9mm，デンタルX線検査で量状の透過像を確認した．

歯根破折と思われるが，メタルポストを除去しないと正確な診断はできないと説明したところ，ポストの除去を了承した．

図4　抜歯鉗子が使用できない場合に用いる器具

分離歯片は，1面のみの骨支持のため，一般に抜歯は容易であるが，割れやすく通常の抜歯鉗子での把持ができないことも多い．当院で用いている器具を示す
a　モスキート，b　テンポラリークラウン除去プライヤー（いずれもYDM）

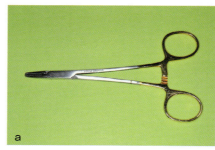
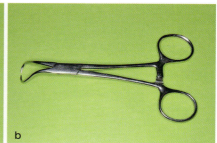

type M-Ⅴ 口腔外接着法の手順

【1回目】
- 抜歯（モスキートなどにて破折歯片把持）
- 破折面，根管壁汚染部の清掃（超音波FFバー他）
- 歯根破折面をスーパーボンドで接着，歯根を一体化する
- ポスト窩洞形成（φ1.3mm，2.0mm）
- スーパーボンドを根管に流し込み，試適しておいたi-TFCポスト・スリーブを挿入．ポストレジン，次いでコアレジンフローを流し込んで光硬化
- 支台築造
- 生理食塩水中で硬化させる
- 抜歯窩の肉芽組織の掻爬（鋭匙，骨バーで通法どおり）
- 歯根面処理（余剰レジンの除去と肉芽組織の切除）
- 再植
- （必要に応じて）再生療法
- （状況に応じて）縫合
- MSBパック

【2回目】施術より1週間後
- MSBパックと歯肉間の空隙を洗浄
- スーパーボンドで再封鎖

【3回目】施術より3〜4週間後
- MSBパック連結部のスーパーボンドを残し，歯頸部のみ除去（歯間ブラシの清掃を可能にする）

【4回目】施術より4〜5カ月後
- 印象採得
- テンポラリークラウンの装着

【5回目】
- 補綴装置の装着

主要器材

- ◆含嗽剤
- ◆抜歯用基本外科器材
- ◆モスキート鉗子など
- ◆超音波切削ラウンドエンドテーパーバー
- ◆ポスト・スリーブ窩洞の形成用バー（φ1.3mm，φ2.0mm）
- ◆生理食塩水（滅菌），シャーレ
- ◆外科用メス（No.12，15c等），メスホルダー
- ◆生食用20mlシリンジ×2
- ◆23Gルートクリーンニードル×2

- ◆破折歯片圧接用把持鉗子

- ◆スーパーボンドセット
  - ・表面処理材グリーン（第二塩化鉄添加クエン酸）
  - ・スーパーボンド クイック モノマー液
  - ・キャタリスト
  - ・混和ラジオペーク
  - ・混和ティースカラー
  - ・1mlシリンジ
  - ・23Gルートクリーンニードル

- ◆i-TFCセット
  - ・ファイバーポスト，ファイバースリーブ，切断用ディスク，ポストは必要があれば#60〜80の太さに調整して消毒
  - ・表面処理材レッド・グリーン，PZプライマー，アクセル，
  - ・1mlシリンジ，23Gクリーンニードル
  - ・スーパーボンド クイック モノマー液，スーパーボンドキャタリスト
  - ・混和ラジオペーク

- ◆ピーソーリーマー（φ1.3mm/2.0mm）

- ◆ポストレジン，コアレジンフロー
- ◆光照射器

- ◆超音波切削FFラウンドエンドテーパー

- ◆スーパーボンドセット（MSBパック）
  - ・ワセリン

第5編　歯根破折歯の治療

Case3　64歳，男性．5̅

初診：2015.6.24　施術：2015.7.8　最終来院：2015.12.25

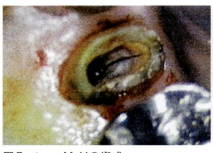 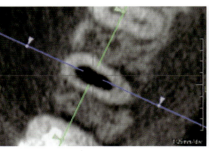 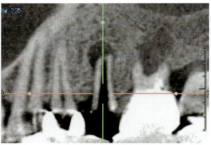

図5　type M-Vの術式

a～c　口腔内診査とCBCT診査
　舌側の破折線部が離開している，歯槽骨破壊が2壁性骨欠損で大きい，根尖病変が大きい．type M-Vの治療を決定

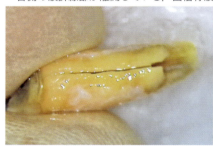 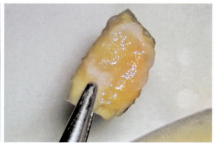

d, e　歯根膜の破壊状態
　破折線部の歯根膜破壊は大きいが，隣接面部は比較的に軽度である

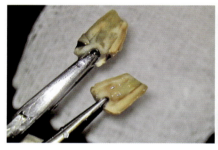 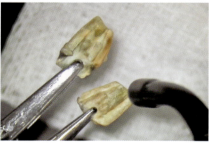

f, g　破折歯片の内面処理
　生理食塩水の注水下で破折分離した歯根内面を超音波切削ファイルで清掃したうえで，表面処理を行い乾燥させる

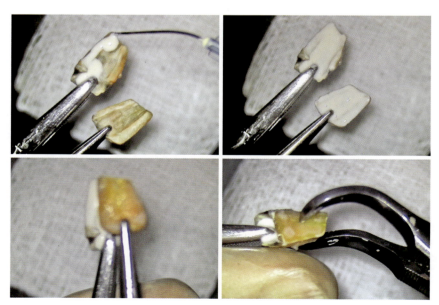

h～k　破折歯片の接合
　乾燥した歯面に，スーパーボンドをシリンジを使って塗布し，把持鉗子で破折歯片を接合する

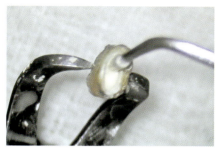
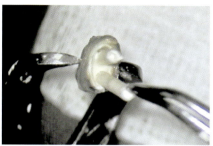

l, m　i-TFCスリーブの挿入
　把持鉗子で圧接した状態で，スーパーボンドが満たされた根管の中にスリーブを挿入する．フェルールが不足しているため，強度確保のために2本使用している

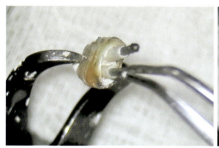
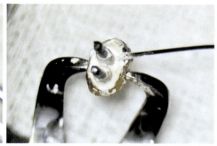

n, o　ファイバーポストの挿入
　2本のスリーブそれぞれにファイバーポストを挿入したうえで，歯頸部から根管内にポストレジンを注入する

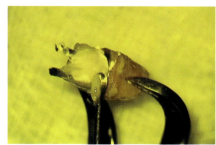
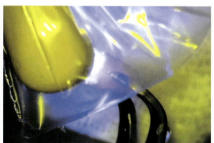

p, q　光硬化
　歯冠部に注入型コアレジン（コアレジンフロー）を添加し，光照射器で重合する（40秒）

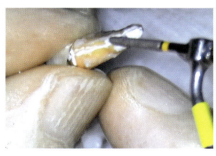
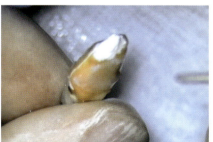

r, s　外側余剰スーパーボンドの除去
　スーパーボンドが硬化したら，生理食塩水噴霧の超音波切削ファイルで余剰スーパーボンドを除去する．歯根膜がある根面にはスーパーボンドが付着しないので，歯根膜のない破折線部だけを削除すれば，簡単に除去できる

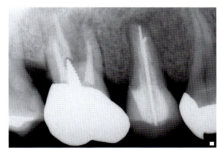
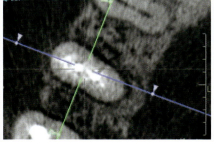
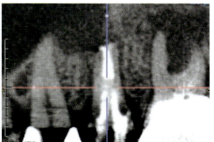

t〜v　術後経過
　術後約5カ月の状態

第5編　歯根破折歯の治療

Column 8　スーパーボンドの臨床展開と *i*-TFC システム

下野正基

ここでは，Column ❻で述べたスーパーボンドに関する基礎的データに基づき，破折歯との接着など種々の臨床展開について解説する．

◆ 破折歯の接着

破折歯は抜去後，破折部分を接着してソケット（抜歯窩）に再植することになるが，破折面は酸処理後スーパーボンドで接着するので，ハイブリッド層が形成されて，強固な接着が期待できる[1〜3]．

問題は，歯根膜の取り扱いである．つまり，破折歯は抜去後，口腔外で感染部分や肉芽組織を除去したり，接着のための操作をすることになる．接着してソケットに再植するまでの間，破折歯の歯根膜は乾燥に曝される．歯根膜は乾燥に弱いため，空気中に曝しておける時間は15分以内とされている．

歯の移植・再植の症例が多い歯科診療室では，歯根膜のよりよい保存のために，卵の白身（卵白）や「ティースキーパーネオ」（ネオ製薬）の使用が推奨されるが，一般の診療室では歯根膜を保存するには容易に入手できる牛乳がよい．牛乳は弱酸性（pH6.43〜6.76）で，浸透圧は230mOsmolとされている[1]．

◆ スーパーボンド歯周パック

再生上皮と歯との接着の分子レベルからみても，歯周外科時の創面の閉鎖を完全に行うことができれば，唾液や細菌の侵入を防ぐことができ，歯周組織の内部環境が保持されるので，術後の経過は格段に改善されると考えられる．

しかしながら，これまで行われてきた歯周外科後の縫合および歯周パックでは緊密な閉鎖を得るのに十分とはいえない．歯面が複雑な形態をしており，しかも硬い組織の周囲で，縫合糸による緊密な創の閉鎖はきわめて困難である．従来の歯周パックも分子レベルでの接着の効果は期待できない．

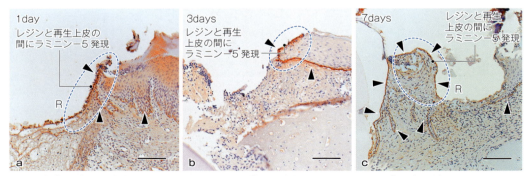

図1　歯肉切除後，歯周パックとしてスーパーボンド塗布後のラミニン-5発現（点線）
a　1日後．レジン（R）と再生上皮の間に，ラミニン-5の発現を示す褐色の線が認められる．矢尻は基底板
b　3日後．レジン（R）と再生上皮の間，および結合組織と上皮の間の基底板の部位（矢尻）に褐色のラミニン-5が観察できる
c　7日後．レジン（R）と再生上皮の間，および結合組織と上皮の間に褐色のラミニン-5が観察できる

Column ❻で再生上皮とスーパーボンドについて述べたように，スーパーボンドは，歯肉上皮に対して親和性が高く，組織為害性を全く示さない．

さらに，スーパーボンドを歯周パックとして使用した場合，以下のような効果が得られる．
① スーパーボンドは化学的にハイブリッド層を形成して歯と接着する．
② 接着タンパクの発現によりヘミデスモゾームと基底板を介して上皮細胞はスーパーボンドと接着していた．

これらにより，創面と（外科的に露出された）結合組織が完全に保護されることが明らかとなった[1,4,5]．

スーパーボンドが再生上皮との間にラミニンやインテグリンを発現するという事実から，歯周パックなど，さらに確実性の高い歯周外科への展開を大いに期待したい．

◆ i-TFC (in-situ Treatment Filling and Core) システム

抜髄処置によって引き起こされるデメリットには，
① 歯髄防御機構の喪失
② 警告信号（歯痛）の喪失
③ 抜髄失敗のリスク
④ 歯冠側からの漏洩 (coronal leakage)
⑤ 垂直歯根破折
⑥ 審美性の喪失

がある[6]．このため「抜髄処置はover treatmentではないのか？」としばしば指摘されてきた．特に，歯根破折は根管治療された歯の71％にみられたという報告[7]があり，今後の歯科医療において大きな問題となると危惧されている．

根管治療後の歯根破折を予防しようと開発されたのが，本書で紹介されているi-TFCシステム，つまり根管充填と支台築造を一度に行う方法である．この方法の特徴は，根管充填用シーラーにスーパーボンド（4-METAレジン）を，そして根管充填用ポイントにグラスファイバー・光重合型コンポジットレジンを用いているところにある．

根管充填用ポイントと歯質の間を埋めるシーラーに使われているスーパーボンドはその接着封鎖性が特に優れているので，この根管充填システムが広く普及することを望んでいる．

[文献]
1) 下野正基．新編治癒の病理．医歯薬出版，2011．
2) 中林宣男．最新歯科接着用語解説集．クインテッセンス出版，1992．
3) Nakabayashi N, Pashley DH. Hybridization of dental hard tissues. Quintessence Pubhshing, 1998.
4) Tsuchiya Y, Muramatsu T, Masaoka T, Hashimoto S, Shimono M. Effect of the dental adhesive, 4-META/MMA-TBB resin, on adhesion and keratinization of regenerating oral epithelium. J Periodont Res. 2009 ; 44 : 496-502.
5) 下野正基，土谷穏史，正岡孝康，杉澤幹雄，衣松高志，山田　了，橋本貞充．4-META/MMA-TBBレジンは歯周パックとして有用である―接着タンパク発現からの提言―．歯界展望．2009；114：255-267．
6) 須田英明，興地隆史，中村　洋，吉山昌宏編著．失敗しない歯髄保存療法．クインテッセンス出版，2006．
7) Gher ME, Dunlap RM, Anderson MH, Kuhl LV. Clinical survey of fractured teeth. J Am Dent Assoc, 1987 ; 114 : 174-177.

第6編

- ◆ 治療法別に，症例を提示する．
- ◆ CBCTを導入して後は，自信をもって適応症の診断ができるようになったが，10年以上経過している症例には，いわば「トライ症例」も含まれている．
- ◆ type別に分類した各章では，10年保存を意図している，診断と治療法が確立してからの5年未満の症例を先に示し，次いで5年以上の経過例を示している．
- ◆ typeM-IVは，2006年以降に取り入れた術式で，10年以上の経過症例は，現在まだない．
- ◆ 提示した年齢は，施術時のものである．

type M-I～type M-V症例とその術後経過

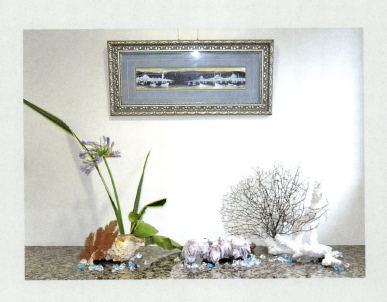

第1章 type M-I 口腔内接着法①の症例

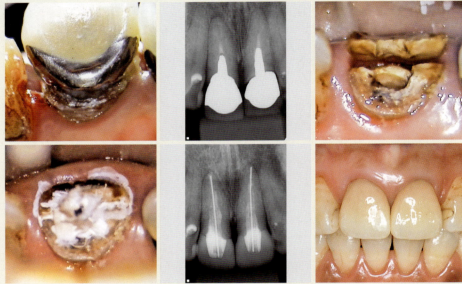

Case 1 ── 経過良好例　58歳，女性．1|

初診：2014.6.25　施術：2014.7.9　最終来院：2016.5.17

経過　5年未満

　他院で|1 を抜歯と診断され，保存治療を希望して来院．ポーセレンクラウンが前後に動揺しており，破折線が浅いことが予測できた．超音波洗浄ファイルの振動でポストごと除去できた．歯槽骨縁上破折のtype M-Iであるため，その場で破折部を接着して根管治療を行った．2度目の来院時にi-TFC根築1回法を行い，テンポラリークラウンを装着し経過観察に入る．この間に他の部位を治療し，3カ月後に 1|1 にポーセレンクラウンを装着

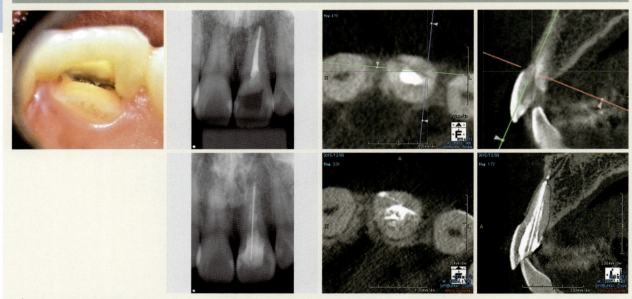

Case 2 ── 経過良好例　29歳，男性．|1

初診：2014.2.22　施術：2014.3.17　最終来院：2016.7.13

経過　5年未満

　|1 をサッカーの試合中に打撲したところ，抜歯と言われ，保存を希望して来院した．メタルの装着がないのでただちにCBCT検査を行うことができた．唇側歯槽骨縁部からのU字状破折と診断．口腔内接着法とデブライドメントで治療し，経過が思わしくなかったら歯周の処置を行うことの了承を得たが，幸い追加処置は行わずにすんだ．施術6カ月後にポーセレンクラウンを装着して，治療を終了した

Case 3 ── 経過良好例　47歳, 女性. |1

経過　5年未満

初診：2013.12.11　施術：2013.12.20　最終来院：2016.2.6

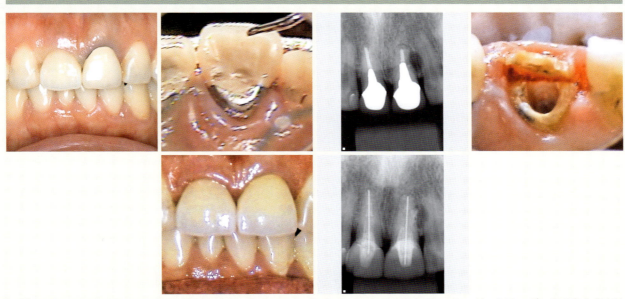

|1 の動揺を主訴に来院．デンタルX線検査で|1 にパーフォレーションと思われる病変が見られるが，主訴の 1| には明確な病変は認められなかった．一方，|1 のクラウン切縁部舌側をエキスカベータで加圧すると，唇側に1mmほど動き，舌側歯頸部が大きく離開した．歯根破折を疑い，クラウンとポストを除去した結果，やはりtype M-Iの歯根破折であった．口腔内接着法で処置し，経過観察中に|1 のパーフォレーションの処置も行い，初診から10カ月後，1|1 にポーセレンクラウンを装着した

Case 4 ── 経過良好例　44歳, 男性. |1

経過　5年未満

初診：2013.7.20　施術：2013.8.2　最終来院：2016.4.12

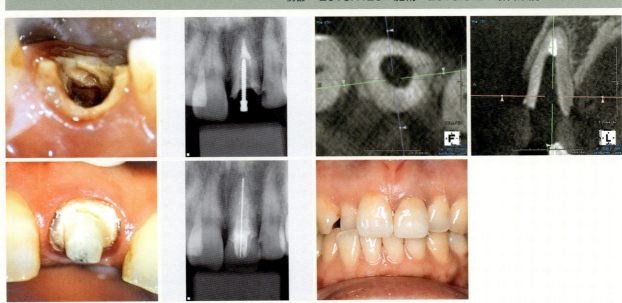

|1 の差し歯が取れ，他院で仮歯を入れてもらったが，ブリッジかインプラントにするしかないと言われた．インプラントは避けたいし，隣在歯は削りたくないので，この歯を残してほしいと言って来院．口腔内診査で唇側のU字状破折を確認し，CBCT検査では矢状断像の破折線が不明確であった．歯根破折歯のCBCT検査では根管内に綿球を挿入してから撮影することを推奨する．歯槽骨縁上破折のように破折歯片に動きがある場合には破折像が明確になる

第6編 typeM-Ⅰ～typeM-Ⅴ症例とその術後経過

Case 5 ── 経過良好例　43歳，女性．|1

初診：2011.8.23　施術：2011.9.5　最終来院：2016.8.27

経過5～9年

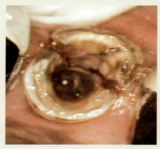 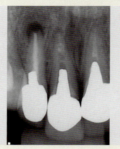 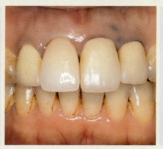 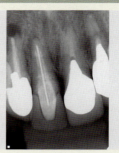

|1 がぐらつくと言って来院．超音波の振動でポストごと脱離．視診でtypeM-Ⅰと診断．歯槽骨縁上歯根破折ではあるが，破折位置が深いため，デブライドメントが必要で，その説明をした．保存治療を望んだため，2回目にi-TFC根築1回法とデブライドメントを行い，3回目に印象採得，4回目にポーセレンクラウンを装着．type M-Ⅰは治療が容易である

Case 6 ── 経過良好例　39歳，女性．|1

初診：2011.3.1　施術：2011.3.5　最終来院：2016.4.23

経過5～9年

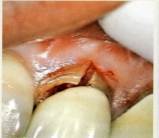 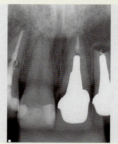 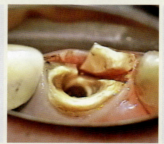 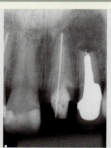

|1 は半年前から出血するようになったという．割れているようなので治療してほしいと来院．口腔内所見とデンタルX線検査でtype M-Ⅰと予測．確定診断は継続歯を外さなければできないと説明したところ了承を得られたため，2回目の来院時にクラウンとポストを除去．歯根破折はやはりtypeM-Ⅰであったが，浅い位置での破折であり，根尖病変も認めなかった．その場でi-TFC根築1回法を用いて破折線部の接着と支台築造を行い，テンポラリークラウンを装着した

Case 7 ── 経過良好例　51歳，女性．|1

初診：2009.9.12　施術：2009.9.12　最終来院：2016.4.22

経過5～9年

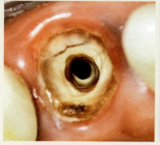 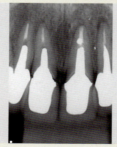 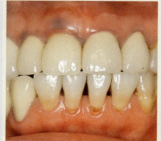 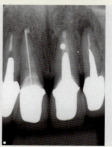

|1 メタルボンドクラウンがポストごと脱離して来院．破折の位置が浅いため，その場で破折部を接着修復した．超音波振動でクラウンからポストコアを外せたことと，クラウンに損傷がないため，これをそのまま使うことにする．i-TFC根築1回法で支台築造を行う時，外れたクラウンの内面に分離材を塗布し，i-TFCコアレジンを圧入する．硬化前のi-TFCシステムの支台部分に圧接し，コアレジンを硬化させる．硬化後にクラウンをスーパーボンドで装着して治療を終えた

Case 8 — 経過良好例　39歳，女性．|1

初診：1970.10.21　施術：1982.9.15　最終来院：2000.10.1

経過 10〜19年

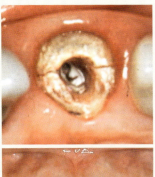
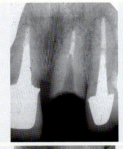
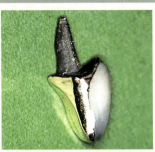
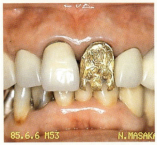
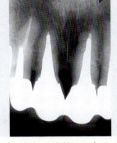
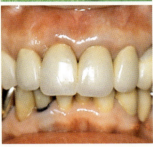

歯根破折歯保存の第1号症例である．筆者が装着した|1の陶歯継続歯が12年10カ月後に唇側U字状破折で来院した．スーパーボンドを使い始めて2年目で，この接着材に期待することが大きかったため，抜歯せずに保存できる可能性を説明したところ接着治療の了承を得た．脱離した継続歯を400℃で10分加熱し，被着面処理を行い装着した．1〜2年程度の維持と考えていたのが持ちこたえていたため，3年後に加熱処理で黒くなった陶歯を除去し，硬質レジンで審美性を改善した．18年後にご逝去されるまで維持できた

Case 9 — 24年6カ月経過後の抜歯例　31歳，女性．|1

初診：1970.7.6　施術：1988.9.16　再治療：2007.4.24　抜歯：2014.3.9

経過 20年〜

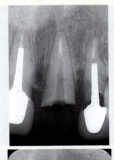
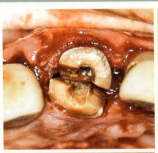
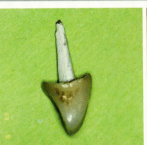
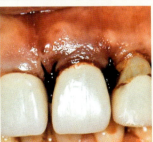
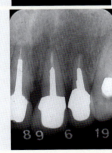
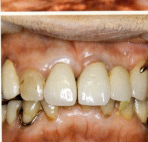
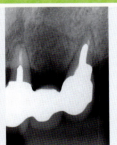
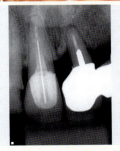

1971年9月18日に装着した|1メタルボンドクラウンが1988年9月6日（17年後）に歯根破折によりポストごと脱離して来院．①舌側歯槽骨縁上破折である，②ポスト長が長い，③残存歯質が多いことなどから条件が良いと診断した．脱離した金属ポストにスズ電析による表面処理を行い，スーパーボンドによる歯根破折部の修復と再装着を行う．装着後にフラップ手術を行い，|2を再修復し治療を終えた．2007年4月24日（19年後）に|2を抜歯することになり，①②③のブリッジとなる．2013年3月9日（24年6カ月後）に経過不良で|1も抜歯となる

第2章 type M-Ⅱ 口腔内接着法②の症例

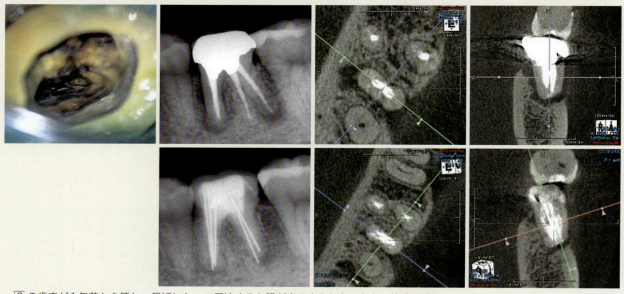

経過 5年未満

Case 10 ── 経過良好例　45歳，女性．6⎤

初診：2015.7.29　施術：2015.8.26　最終来院：2016.3.1

⎡6の歯肉が1年前から腫れ，最近になって圧迫すると膿が出るようになったと，治療を求めて来院．デンタルX線偏心投影で近心部の透過像を認めたが，プロービングによる診査では2〜3mmで問題がないため，根尖病変を疑ってCBCT検査を行う．この検査で近心根頬側部の2壁性骨欠損と舌側部の3壁性骨欠損を確認した．歯根破折を疑い，日を改めて根管を開口し，マイクロスコープによる診査を行うことにした．その結果，近心根の頬舌的両側性破折でtypeM-Ⅱと診断し，治療に入った

経過 5年未満

Case 11 ── 経過良好例　48歳，女性．⎤5

初診：2013.1.9　施術：2013.1.25　最終来院：2015.5.13

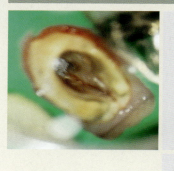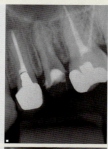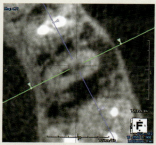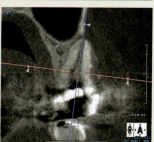
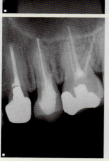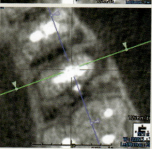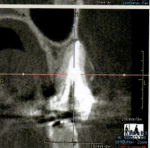

5年前に治療した⎤5が腫れたため，1カ月前に歯内療法専門医を受診した．再治療を行ったところ，歯根に破折線と8mmの深い歯周ポケットがあり保存は難しいと言われたため，破折歯保存を希望して来院した．マイクロスコープによる視診とCBCT検査で，①頬側部の片側性破折である，②わずかながら破折線分離を認めるが，歯槽骨破壊が軽度な3壁性骨欠損である，②歯根遠心部に根管穿孔を認めるが炎症が軽度であることなどを確認した．このため，typeM-Ⅱの治療を行った

Case 12 ── 経過良好例　42歳，女性．6̄|

初診：2012.11.19　　施術：2012.12.17　　最終来院：2015.11.12

経過 5年未満

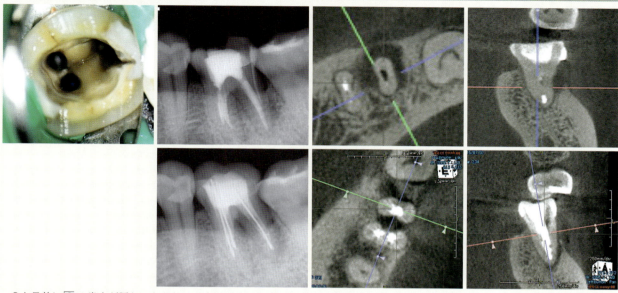

　2カ月前に6̄|の歯肉が腫れ，かかりつけ歯科医院に行ったところ，歯根破折しているため保存は難しいと言われた．診査の結果，遠心根の遠心壁に垂直破折と破折線分離を確認．CBCT検査で大きな骨吸収像を認めた．遠心根の分割抜歯を勧めたが，5年保存できれば満足なので治療したい要望された．骨の破壊は大きいが，唇側は3壁性骨欠損なのでtype M-Ⅱで治療し，経過が悪かったらフラップ手術か最悪の場合には遠心根の分割抜歯になるとの説明に了承を得られたため治療に入った

Case 13 ── 経過良好例　50歳，女性．6̄|

初診：2012.1.6　　施術：2012.1.15　　最終来院：2015.12.16

経過 5年未満

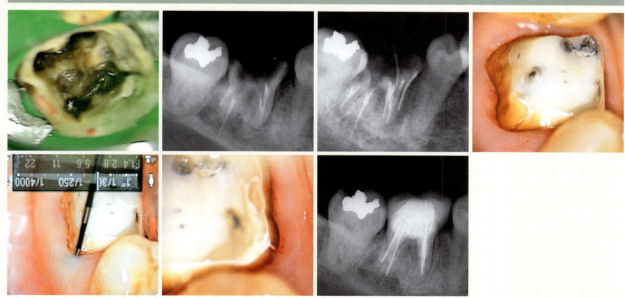

　他院での6̄|の歯根破折歯治療を中断して来院．マイクロスコープによる視診で近心根の頬舌両側性破折と診断．プローブは挿入できず，ガッタパーチャポイントで診査．測定値は頬側近心隅角部が7mm，頬側舌側部が8mmで横方向への動きはなかった．CBCT検査は被曝量の問題があるため避けたいとの受診者の要望で行わなかった．歯槽骨破壊の状態が不明確なため，経過不良の場合にはフラップ手術か再植法の適用になることの了承を得られたため，typeM-Ⅱとして治療．結果的には良好に経過

第6編 typeM-I〜typeM-V 症例とその術後経過

Case 14 ── 経過良好例　34歳，女性．5̅

初診：2010.10.12　施術：2010.10.26　最終来院：2016.7.27

経過5〜9年

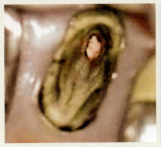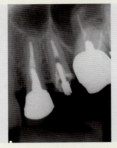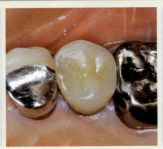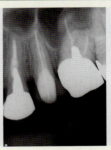

約3カ月前から出血があり，かかりつけ歯科医院で診てもらったところ，根にひびが入っていると言われた．このまま経過観察するか抜歯と診断されたため，保存治療を希望して来院．マイクロスコープによる視診で，近遠心方向，頬舌方向，4カ所の垂直性破折を確認．CBCT検査では軽度の3壁性骨欠損．破折形態が複雑で，そのうえ，漏斗状歯根でフェルールがないなど条件は悪いが，骨破壊が少ないためtype M-IIで治療方針を立てる．フェルールを確保するため歯肉切除を行うが，経過不良の場合には再植法を適用することを説明し，治療に入った．幸い，追加処置の必要はなく，良好に経過している

Case 15 ── 経過良好例　43歳，女性．6̅

初診：2010.10.1　施術：2010.10.1　最終来院：2016.3.1

経過5〜9年

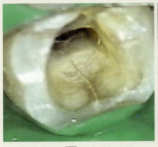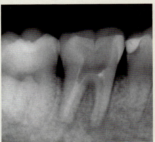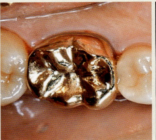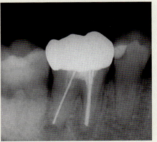

3カ月前に6̅に痛みを感じたため近くの医院を受診．歯周病と診断され治療を続けたが改善がなく転院し，そこでも「根の部分に破折があるため，抜かなければならない」と言われた．大学病院の歯内療法科でも同じ診断であった．マイクロスコープによる視診で近遠心方向の両側性垂直歯根破折を確認．破折歯片の分離はなく，ガッタパーチャポイントによるポケット診査でも3〜4mm程度であるためtype M-IIで治療

Case 16 ── 経過良好例　45歳，男性．4̅

初診：2010.5.14　施術：2010.5.1　最終来院：2016.6.3

経過5〜9年

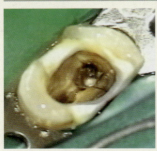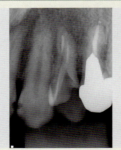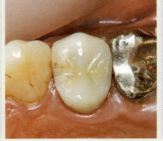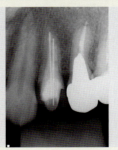

10年前に治療した歯が硬いものを噛んだ時に割れ，他院で抜歯と診断されたため，保存治療を希望して来院．マイクロスコープによる視診で4̅の頬側根に近遠心両側性の垂直歯根破折を確認．プローブによる診査では異常なし．歯根破折の原因は，失活歯に咬合面被覆のないMODのコンポジットレジンを充填していたことにあると思われる．歯根破折後の放置期間が短いことで骨破壊が軽度であるため，type M-IIで治療を終えた

Case 17 ── 16年8ヵ月経過後の抜歯例　30歳，女性．4̄

初診：1972.7.6　施術：1986.12.19　再治療：1993.4.23　抜歯：2003.8.26

経過 10～19年

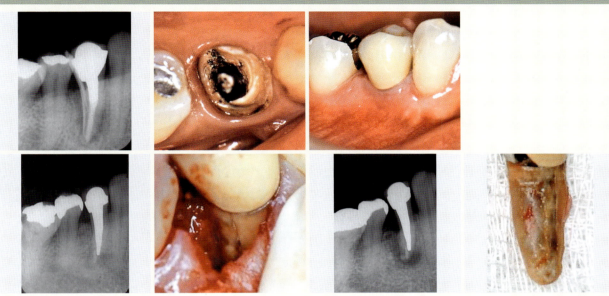

　当院で1973年9月，根管治療を行い，メタルポストとクラウン修復を行った4̄が，13年3カ月後の1986年12月に根尖部腫脹を発症し来院．ガッタパーチャポイントを挿入してのデンタルX線像で歯根破折を疑う．クラウンとメタルポストを除去して根管内を診査したところ頬側の遠心部に破折線が認められた．器具を使って加圧しても破折歯片の分離がないため，頬側部・片側性・未分離破折と診断し，口腔内接着法で保存処置を行う．6年後の1993年4月23日に遠心部歯肉が腫脹したため，フラップ手術で対処した．年に2回の定期検診を行い，良好な経過を維持していたが，10年程経過した2003年8月に再び歯根頬側部に腫脹を発症．デンタルX線検査の結果，根尖部から遠心にかけての歯槽骨破壊が大きいため，抜歯してインプラントを埋入することで了承を得た

Case 18 ── 23年1カ月経過後の抜歯例　32歳，女性．|4

初診：1971.10.15　施術：1985.5.25　再治療：2002.7.13　抜歯：2008.6.14

経過 20年～

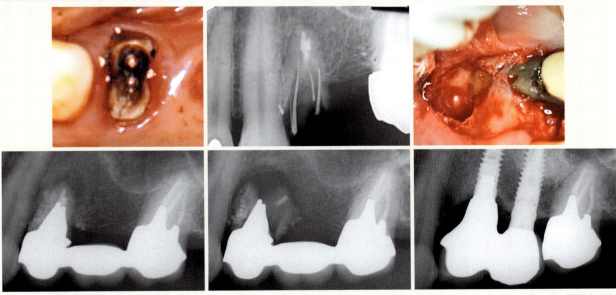

　1985年の定期検診において，他院で処置した④5⑥ブリッジの|4の歯根中央部にわずかではあるが腫脹を認める．頬側歯頚部の露出根面に破折線を認めたことと，唇側中央部のプロービング値が6mmあったため，歯根破折と診断しブリッジを除去する．破折は近遠心，頬舌側の4カ所で，漏斗状歯根でフェルールがないという悪条件下にあったが，歯槽骨の破壊が軽度であるため保存することにした．17年2カ月後の2002年7月13日に，根尖病変による腫脹が認められたため，フラップ手術を行い歯根端切除を行った．骨補填材としてアパタイトを填入している．6年後に再破折による腫脹で抜歯となる．抜歯後は|4 5部にインプラントを植立して欠損修復を行った

第3章 type M-Ⅲ 口腔内接着法＋フラップ手術の症例

Case 19 ── 経過良好例　53歳，女性．1|

経過 5年未満

初診：2015.2.7　施術：2015.2.16　最終来院：2015.10.10

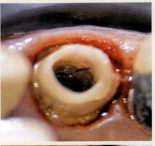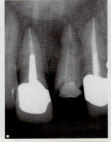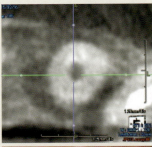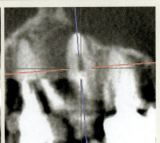
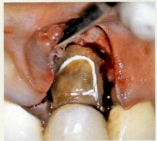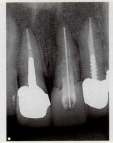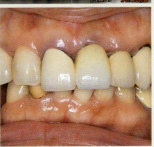

　大学付属病院で定期検診を受けている．今回，前歯がおかしいので診てもらったところ，割れていると言われた．「縦割りの根の接着は難しい」と言われ，当院への受診となった．1|はテンポラリークラウンの状態なので，その場でマイクロスコープによる視診とCBCT検査を行う．この破折は唇側部U字型で，ポケットの深さが6mm．CBCT検査で近心部に大きな根尖病変を認めたが，歯根長が長く（14mm），破折が唇側で分離もないため，typeM-Ⅲで治療計画を立てた

Case 20 ── 経過良好例　72歳，女性．1|

経過 5年未満

初診：1991.9.21　施術：2013.6.11　最終来院：2014.12.1

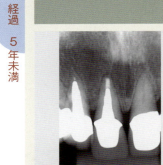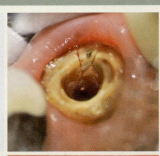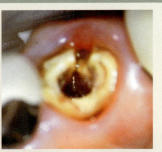
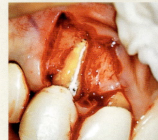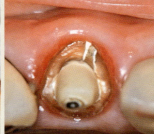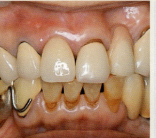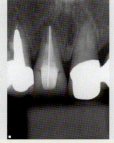

　16年前の1997年1月に当院で治療し装着した1|に，咬合時の違和感を感じて来院．プローブによる診査（6mm）で歯根破折を疑う．メタルポストを除去して根管内から診査したところ，唇側部の片側性垂直破折であった．破折形態は単純であるが，メタルポストが長かったため，破折が根尖部まで達していることと，歯頸部に三角型の破折歯片の分離があることで治療が難しい．破折歯片の分離があるため，その場でi-TFC根築1回法を行い，日を改めてフラップ手術を行うことで了承を得た

Case 21 ── 経過良好例　49歳，女性．3|

初診：2012.10.31　施術：2013.2.23　最終来院：2015.11.27

経過 5年未満

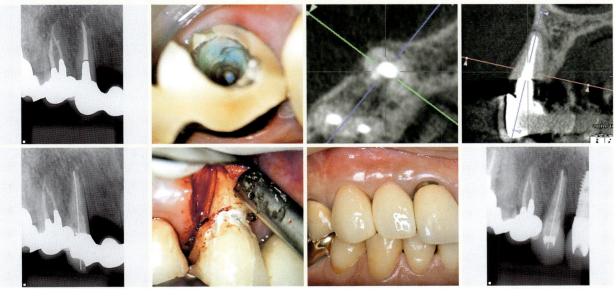

　12年前に治療した 3| の歯肉が腫れたと言って来院．3| は残せたとしてもブリッジの支台とすることは無理なので，欠損している 2| 部をインプラントにすることを含め了承を得た．審美性の問題があるため，ブリッジを除去せずに，クラウンの唇側から根管を開け，根管内のマイクロスコープによる視診を行う．破折は亀裂状で，分離はない．CBCT検査で歯槽骨破壊が大きくないこともわかった．上顎犬歯なので咬合負担は大きいが，歯根長が長くしっかりしているのでtypeM-Ⅲで治療可能と診断した

Case 22 ── 経過良好例　42歳，男性．6|

初診：2012.8.8　施術：2012.8.8　最終来院：2015.11.27

経過 5年未満

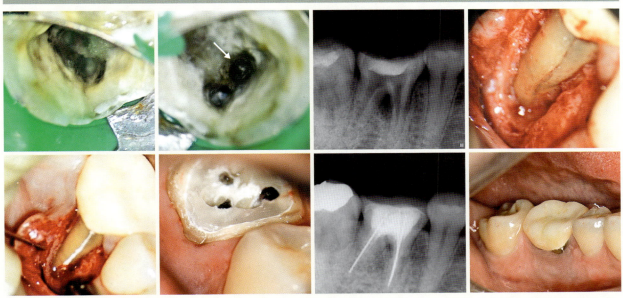

　他院で歯根破折との診断を受け，保存治療を希望して来院．近心根の頬側部の片側性破折で，分離もなく保存しやすいように思った．近心舌側根中隔部にパーフォレーションを認める．このパーフォレーションは，デンタルX線写真で明らかなように陳旧性で歯槽骨破壊が大きいため，治療が難しいと説明．経過不良の場合には近心根と遠心根を分離することの了承を得た．下顎第一大臼歯の近心頬側根における頬側部の片側性破折は珍しくない．歯根形態によるものと考えるが，治療はtypeM-Ⅲで行えるため，対処しやすい

第6編　typeM-Ⅰ〜typeM-Ⅴ症例とその術後経過

Case 23 —— 経過良好例　40歳，男性．1

初診：2011.4.30　施術：2011.4.30　最終来院：2016.5.28

経過5〜9年

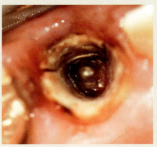 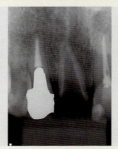 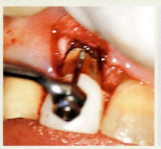 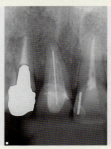

　他院において歯根破折で抜歯と診断され，保存治療を希望して来院．プローブによる診査では深さ7mm，横方向への動き5mm．唇側のU字状破折を疑う．患歯は2と連結されていたため，切断の了承を得る．破折は，唇側7mm，幅6mmのU字状破折で，破折歯片は外圧で分離した．唇側の歯槽骨破壊が大きいと診断した．フェルールのない漏斗状歯根で，条件は悪いが，歯根長が12mmあるためtypeM-Ⅲで処置することにした

Case 24 —— 経過良好例　63歳，女性．1

初診：2011.1.12　施術：2011.1.21　最終来院：2016.6.21

経過5〜9年

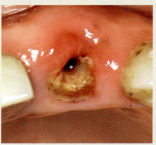 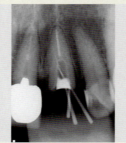 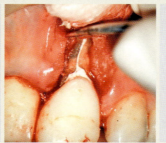 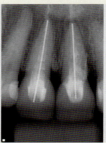

　破折歯保存の紹介を受けて来院．プローブによる診査では中央部の深さ5mm，横方向への動き5mm．唇側の片側性一部破折と診断．フェルールがないため維持耐久性に不安があると説明したが，どうしても抜きたくないので可能なかぎり保存してほしいとの要望であった．フラップ手術が必要なことと，予後が悪い場合には再植法を適用することの了承を得て，typeM-Ⅲで処置する．また，反対側も破折の危険性があったため同時に治療した

Case 25 —— 経過良好例　78歳，女性．3

初診：1998.2.6　施術：2008.6.30　最終来院：2016.6.21

経過5〜9年

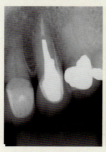 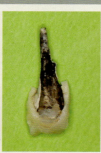 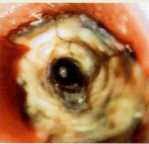 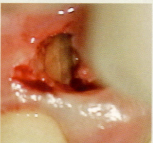 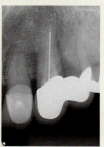

　2000年3月に当院で装着したポーセレンクラウンである．8年後の2008年6月，咬合時に違和感を感じると言って来院．プローブは挿入できなかったが，ガッタパーチャポイントに換えると約8mm入った．歯根破折を疑い，クラウンの除去を開始したところ，タービンの振動でポストごと脱離した．メタルポストの形態は適正であるため，接着時の乾燥操作に問題があったとも考えられる．破折は片側性の一部破折であった．維持期間8年での歯根破折には責任を感じたが，接着治療で保存が可能と診断できたため一安心した．typeM-Ⅲで処置

Case 26 —— 経過良好例　30歳, 女性. 6̄

初診：2005.11.19　施術：2005.12.17　再治療：2015.3.11　最終来院：2016.5.28

経過 10〜19年

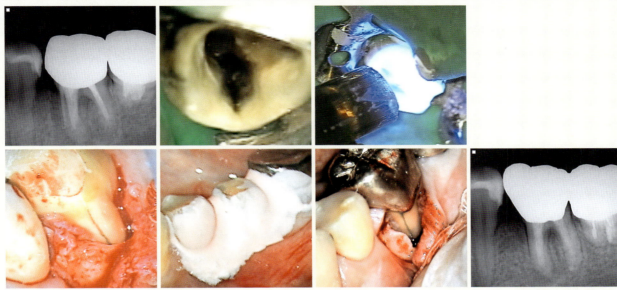

歯根破折の疑いありとのことで他院より紹介来院．近心根頬側部にガッタパーチャポイントを挿入したデンタルX線検査（挿入深さ8mm）で近心根の片側性破折を疑う．クラウンとレジンコアを除去して，マイクロスコープによる視診で，近心根の片側性一部破折であることがわかった．グラスファイバーポスト（ペントロン）を使用して根築1回法による支台築造を行い，日を改めてフラップ手術を行った．その後，9年3カ月後の2015年3月に近心根頬側部歯肉の炎症を発症．再度フラップ手術で破折線部の清掃修復を行い機能回復をはかった

Case 27 —— 経過良好例　28歳, 女性. |1

初診：1982.8.20　施術：1982.9.10　最終来院：2016.6.3

経過 20年〜

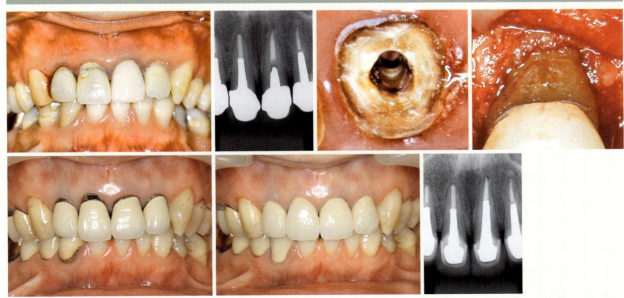

1982年8月に|1の咬合時違和感と前方への動揺で来院．クラウンとポストを除去したところ，唇側根管壁にU字状破折を認めた．外圧による破折歯片の分離はあったが，きれいに元に戻るため，口腔内接着法で処置する．約2カ月経過をみたが，歯肉の炎症が治まらなかったためフラップ手術を行った．13年ほど経過してから歯頸部の歯肉退縮が気になるとのことで，再修復を希望して来院．2̄1|12をオールセラミッククラウンで修復する．|1の接着保存歯は，33年の間，良好に機能している

第4章 type M-Ⅳ 口腔内接着法＋再植法の症例

Case 28 ── 経過良好例　39歳，女性．5｜

初診：2013.6.1　施術：2013.6.14　最終来院：2015.10.10

経過 5年未満

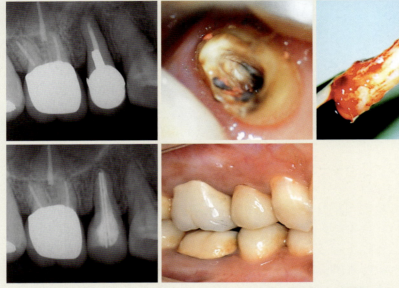

　3カ月前から腫れがあり，他院にて診査を受けたところ歯根破折と診断された．当院でのプローブによる診査で頬側中央部に10mmのポケット，横方向の動き3mmを確認．デンタルX線検査で近心側に大きな歯槽骨破壊像が見られる．CBCT検査は避けたいとのことだった．根尖部からの骨破壊が大きいためtypeM-Ⅳの治療を行うこととし，再植法について説明して了承を得た．2回目の来院時にクラウンおよびメタルポストを除去し，口腔内診査を行う．根尖部からの破折で，分離はあるがわずかであるのでi-TFC根築1回法後に抜歯して根面の処置を行い，180°回転して再植した

Case 29 ── 経過良好例　42歳，女性．｜5

初診：2013.3.15　施術：2013.4.5　最終来院：2015.10.6

経過 5年未満

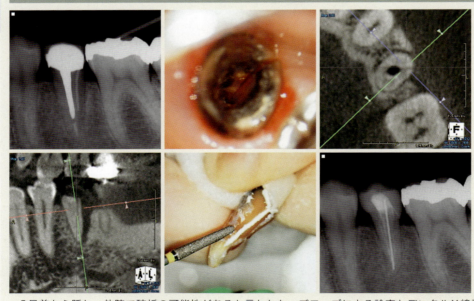

　3日前から腫れ，他院で破折の可能性があると言われた．プローブによる診査とデンタルX線検査で頬側遠心部に10mmのポケットを確認．保存するには再植法となることを説明し了承を得た．2回目の来院時にCBCT検査．頬側遠心部の片側性破折ではあるが，骨破壊が大きく，2壁性である．わずかに分離を認めるが片側性破折であるためtypeM-Ⅳを適用する．この症例でも180°の回転再植を適用している．回転再植で抜歯窩の形成を行わなければ，歯根が浮き上がる形で生着する．本症例はこの術式でフェルールを確保している

Case 30 ── 経過良好例　32歳，男性．４|

初診：2012.10.15　施術：2012.10.31　最終来院：2016.6.27

経過 5年未満

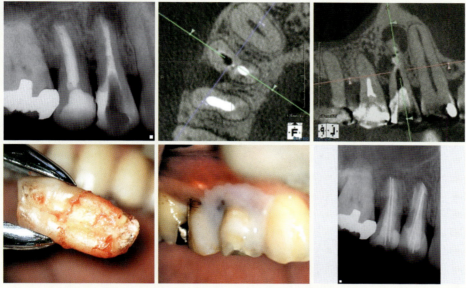

　他院で歯根破折と診断され，保存治療を希望して来院．診査の結果，①頬舌方向の両側性破折，②根尖病変が大きい，③歯根2/3の遠心部にパーフォレーション，④2根管ではあるが分離がなく再植可能といった4つの所見を考慮してtypeM-IVの治療法を説明した．また，|5 に咬合痛があるとのことで，これも治療することになった．治療費を抑えるため，今回はコンポジットレジンの充填で修復するが，再破折が心配なため，5年以内に 4| をクラウンに置き換える必要があると説明

Case 31 ── 経過良好例　49歳，女性．５|

初診：2011.10.12　施術：2011.12.17　最終来院：2016.8.27

経過 5年未満

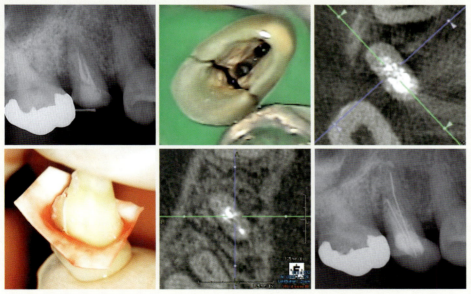

　「歯肉腫脹が認められ，クラウンを除去して根管を確認したところ，破折線を認めた．抜歯したくないとの希望で，歯学部付属病院を紹介したが，保存困難と説明された．貴医院での加療を願う」との紹介状を持っての来院．診査の結果，近遠心方向の両側性破折で，外圧で破折歯片は分離するが，炎症性肉芽組織の入り込みはない．来院に3時間を要するため，2回目に根管治療を行い，3回目の来院時にi-TFC根築1回法に続き印象採得まで行った．4回目の来院（2011年2月4日）時クラウンを装着し経過観察に入った．2カ月後，経過不良で，説明しておいた再植法を適用．この症例にはジーシーメンブレンとバイオスによる再生療法も併用した

Case 32 ── 経過良好例　59歳，女性．1|

初診：2010.10.23　施術：2010.11.16　最終来院：2016.7.25

経過 5〜9年

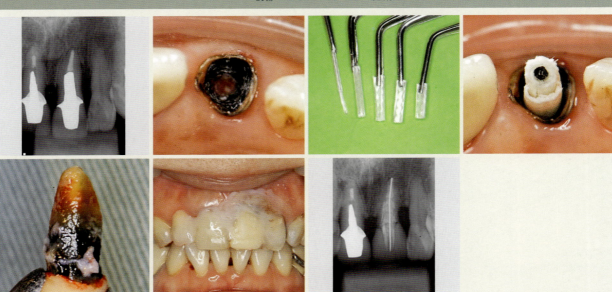

歯根破折の診断を求めて来院．プローブによる診査で遠心側に10 mmのポケットを確認．デンタルX線検査で根遠心部の骨破壊が大きいことを確認．最終診断はメタルポストの除去を必要とするが，この症例はポストが長いことと，残存歯質が少ないため時間を要することを説明．保存治療を希望されたため，2回目の来院時にポストの除去とi-TFC根築1回法の処置を行う．残存歯質が少なく，フェルールがないため，支台部分の強度を確保するため可能なかぎりi-TFCスリーブの挿入を多くする．築造を終えて1カ月後に再植法で歯根遠心外側の破折線の処置を行う．MSBパックのレジンは，前歯部のため，ティースカラーを使用

Case 33 ── 経過良好例　47歳，女性．|7

初診：2010.8.21　施術：2010.9.4　最終来院：2016.8.29

経過 5〜9年

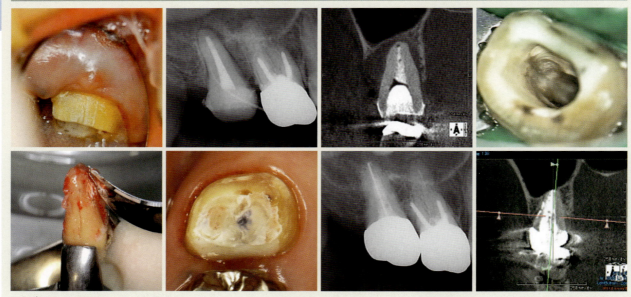

「|7の歯肉が腫れて診てもらったら，歯にひびが入っているため，抜いてインプラントと言われた．インプラントは怖いので残してほしい」と言って来院．頬側歯冠質に亀裂があり，この部位の歯肉にフィステルを認める．ポケットが9 mmで横方向の動きは3 mm．CBCT検査では頬側の2壁性骨破壊．マイクロスコープによる視診では頬側片側性の亀裂状破折であった．歯根の破折状態は軽度だが，歯槽骨破壊が大きいため，typeM-IVの処置法で対処する．現在5年10カ月が経過するが，良好に維持されている

Case 34 ── 経過良好例　58歳, 女性. |4

初診：2010.6.8　施術：2010.7.16　最終来院：2016.8.29

経過 5〜9年

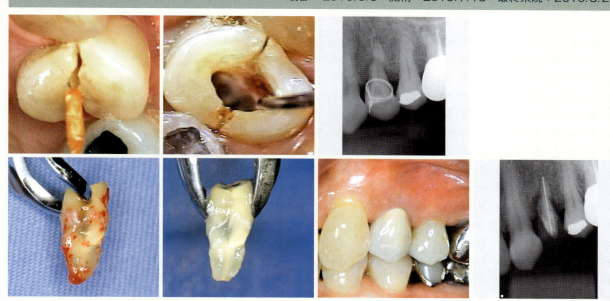

|4 の歯冠歯根破折で来院. 歯髄は壊死していた. 保存治療を求められ, その場で根管を開拡すると分離した. マイクロスコープによる視診で破折線が舌側の骨縁下深く進行していることを確認. 破折線部にスーパーボンドを流し込み, 結紮線で固定し根管治療を行う. 治療法としてtypeM-IVを説明し了承を得た. 2回目の来院時にi-TFC根築1回法を行った後, その1カ月後に口腔内接着法＋再植法で歯根外側部の破折線根尖部を清掃処理する. 術後6年1カ月となるが, 経過良好

Case 35 ── 経過良好例　36歳, 女性. 7|

初診：2010.5.7　施術：2010.5.17　最終来院：2016.4.8

経過 5〜9年

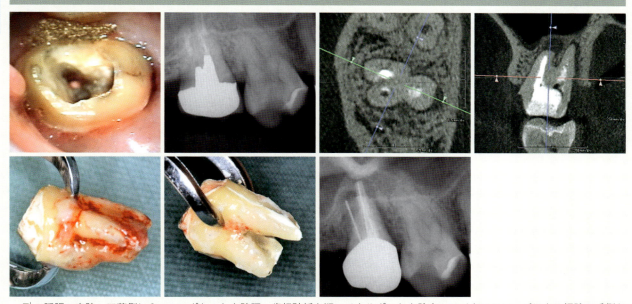

7| の腫脹で来院. 口蓋側に9mmのポケットを確認. 歯根破折を疑いメタルポストを除去. マイクロスコープによる視診で舌側と頰側近心根に2本の破折線を, CBCT検査で口蓋根舌側部の3壁性骨欠損を確認する. 近心根は根尖病変を査査したが骨欠損像はなかった. typeM-IIとして治療し, 経過が悪かったら再植法を適用することで了承を得た. 2010年9月1日にi-TFC根築1回法を終え経過観察とした. 経過観察で咬合痛が治らないことと, 口蓋根のポケットは3mmに改善したものの新たに近心根のポケットが8mmとなったことから, 近心根の破折線処理に不備があった可能性がある. 意図的抜歯による近心根外側部の処置で対処

第5章 type M-V 口腔外接着法の症例

Case 36 ── 経過良好例　48歳，男性．7̲

初診：2013.12.2　施術：2013.12.20　最終来院：2014.9.6

経過 5年未満

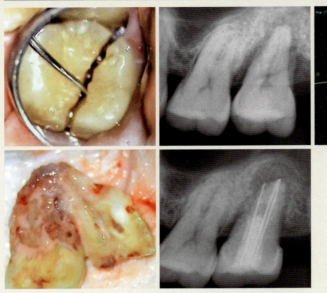

「むし歯ではないが歯が割れてしまった．これまで2カ所の歯科医院で診てもらったが，どちらでも抜歯と言われた」と言って来院．生活歯で金属装着物がないため，その場でCBCT検査を行う．近遠心方向の破折で，頬側部の破折歯片の動きが大きい．歯槽骨縁上破折を期待したが，結果は骨縁下深い位置までの破折であった．幸いにも，抜歯が容易であることがCBCT検査で確認できたため，typeM-Vで治療計画を立てた．歯髄は壊死し，抜歯窩には炎症性肉芽組織が多くみられたことを考えると，受診者が自覚した歯冠破折の数カ月前から亀裂が進み，細菌感染により歯髄壊死と根尖病変が進行していたものと思われる

Case 37 ── 経過良好例　44歳，女性．1̲

初診：2013.11.1　施術：2013.11.16　最終来院：2016.6.9

経過 5年未満

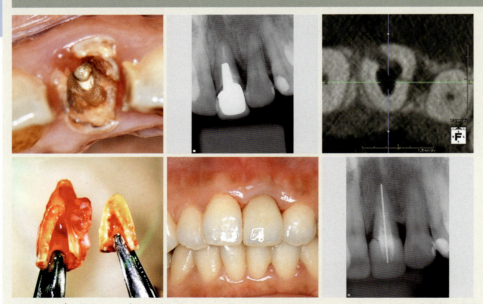

他院で 1̲ を抜歯してブリッジと言われ，隣りの歯を削りたくないと言って来院．修復物は簡単にはずれた．破折は唇側から遠心にかけてのU字状で，分離が大きい．フェルールがなく，漏斗状歯根で条件が悪い．CBCT検査で歯根長11mm，遠心部の歯槽骨破壊が3壁性であることを確認．条件が悪いので10年維持は難しいと説明したが，それでもよいので治療したいとのことだった．3壁性骨吸収を回復できると考え，回転再植を適用した

Case 38 ── 経過良好例　39歳，女性．4̲|

初診：2013.3.26　施術：2013.5.14　最終来院：2016.6.9

経過 5年未満

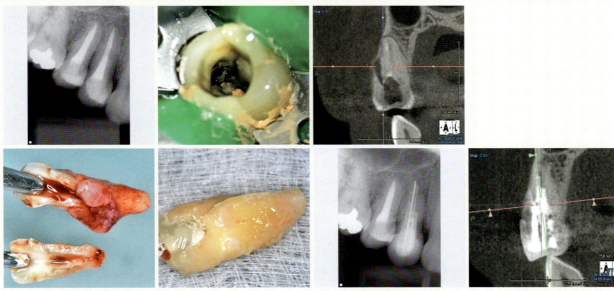

4̲|の歯肉に水膨れができて，触ると痛いと言って来院．プローブによる診査で頰側近心隅角部に深さ7mm，幅3mmのポケットを，デンタルX線検査で近心部に骨吸収像を確認し，歯根破折の接着治療について説明を行う．20日後に，大学付属病院でCBCT検査を受けたが，抜歯と言われたので，当院での治療を希望するといって再来院．根管を開口しマイクロスコープによる視診とCBCT検査を行う．破折は頰側のU字状破折ではあるが，位置が深く，破折歯片の分離が大きいため，typeM-Vとして治療計画を立てた

Case 39 ── 経過良好例　54歳，女性．5̲|

初診：2013.4.24　施術：2013.4.25　最終来院：2016.1.30

経過 5年未満

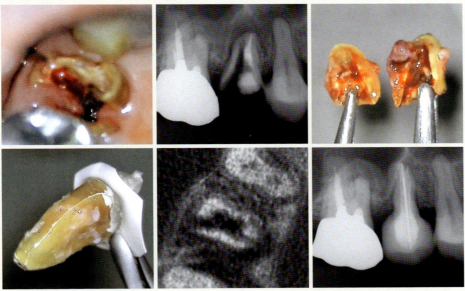

5̲|は分離破折の状態で，破折歯保存の紹介状を持って来院．CBCT検査で破折歯片完全分離，フェルールなし，根尖部の骨吸収大，歯根長10mmであった．また，遠方から3時間半をかけての通院なので，無理をしないことも勧めたが，どうしても保存してほしいと要望される．CBCT検査で歯根膜破壊が軽度であることを確認できたため，この要望に応えることにした．本症例はジーシーメンブレンとセラソルブMを応用している．また，フェルールを獲得するため，歯の挺出を目的とした回転再植を行った

Case 40 ── 経過良好例　43歳, 女性. |5

初診：2010.12.15　施術：2010.12.29　最終来院：2016.1.30

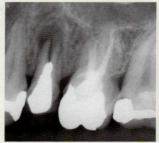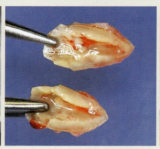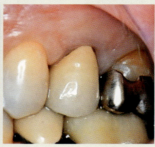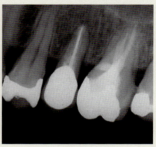

|7 の根管治療を希望して来院．全顎のデンタルX線撮影で|5 の歯根破折を発見した．プローブによる診査で頬側9mm，舌側6mmのポケット．メタルポスト除去後に，頬舌両側性の分離破折と診断する．破折形態と歯槽骨破壊の条件が不良であると考えたが，歯根長が13mmであることと，両隣在歯が存在し，全顎的に咬合状態が良好であるため，口腔外接着法で処置することにした．現在5年6カ月が経過，良好に推移している

Case 41 ── 経過良好例　57歳, 女性. |7

初診：2000.1.6　施術：2006.5.10　最終来院：2016.4.25

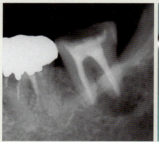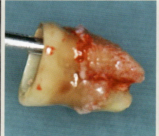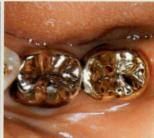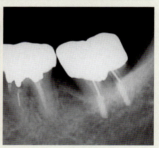

|7 の咬合痛で来院．診査の結果，遠心根に大きな根尖病変を確認．また，マイクロスコープによる視診で遠心根の根尖部からの亀裂を確認．根尖病変が大きく，遠心根根尖孔の破壊も大きいため，180°回転を伴った再植法を適用することにした．歯冠部歯質があり，遠心部の片側性亀裂のため，抜歯と根管充填は容易に行えた．再植の2カ月後に支台築造を行い，歯冠修復を行う．10年後のデンタルX線像で，回転再植により歯根膜損傷の大きかった遠心根が位置した近心部歯槽骨に，わずかながら垂直性骨吸収像を認めるが，現在も歯肉に炎症はなく維持されている

Case 42 ── 9年4カ月経過後の抜歯例　40歳, 男性. |5

初診：2003.6.18　施術：2003.6.27　抜歯：2012.10.10

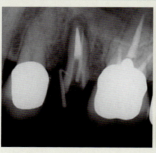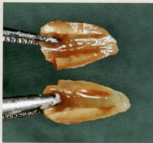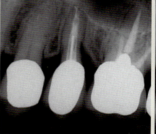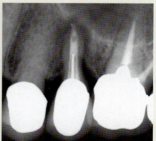

1998年1月の朝日新聞記事（12頁参照）を保管していたそうで，|5 の治療を希望して来院．破折歯片の分離は大きいが，歯根膜破壊が少なく，フェルールも確保できるため，typeM-Vで治療に入る．根尖部までの垂直性歯根破折であるため，フェルールを十分に確保する目的で，約2mm程度浮き上がらせて再植．約9年が経過した後，2012年10月10日に咬合時に違和感を訴え来院．頬側7mm，舌側10mmのポケットを確認．再・再植を勧めたが，インプラント治療を希望したため抜歯となる

Case 43 ── 経過良好例　68歳，女性．4|

初診：1998.2.1　施術：1998.12.1　最終来院：2015.12.1

経過 10〜19年

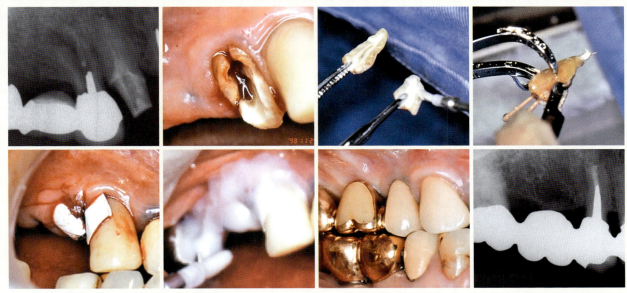

1998年2月，3|ポストクラウンの脱離で来院．デンタルX線検査で⑦65④|ブリッジの 4| の歯根破折を発見．保存治療を強く望まれたため治療を進めることにしたが，破折歯片の分離と歯槽骨破壊が大きいため，再植法のみでの保存治療は難しいと考え，エムドゲインとGTR法（非吸収性メンブレン）を併用することにした．MSBパックはメンブレンの維持を良好にしている．85歳の現在も元気に遠方より来院してくださっている

Case 44 ── 経過良好例　37歳，女性．|2

初診：1995.6.19　施術：1995.7.3　再治療：2012.2.25　最終来院：2016.5.19

経過 20年〜

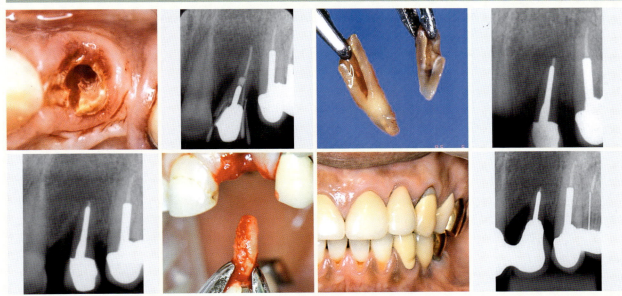

当院の受療者で，|2 の継続歯の動揺で来院した．デンタルX線検査で歯根破折と診断．破折歯片の分離が大きいので口腔外接着法を適用した．また，フェルールが全くないため，復位の際に90°左に回転し，2mmほど上方に引き上げて再植した．15年ほど経過してから破折線部に沿った3壁性骨吸収が発症してきたため，再・再植法による破折線部の再清掃修復を行い，維持力を上げるために隣在歯と連結

第6章 歯根破折歯治療の臨床成績

1. 歯根破折歯治療全症例における抜歯数

　歯根破折歯接着治療を開始してから2011年6月までに治療した163歯の破折歯について，抜歯数の調査を実施した．

　最も経過の長い症例は33年の記録があり，最も経過の短いものでも5年経過時点での統計である．

　治療時期，難易度に違いのあるtype分類にかかわらず，当院で歯根破折歯接着治療を行った症例における抜歯数を示す（**表1**）．

　10年以上経過している症例の場合，当時はCBCT像での確定診断も行っておらず，i-TFC根築1回法の器材やシステムも完成しておらず，なかば「トライ症例」ともいえるものも含んでいる．それでも，10年経過時で約7割の治療歯が維持されていた．

　歯根破折歯の治療は，そのほとんどが再根管治療である．阿部のまとめた「歯内療法の成功率」[1]（**図1**）をみると，根尖病変の有無について統計をとる必要も感じている．

2. 治療時期別にみた歯根破折歯治療における抜歯数

　治療した時期を5年ごとに区切り，各期間ごとに治療した歯の抜歯数を示す（**表2**）．

　当然であるが，過去に遡る症例であるほど，診断・術式は確立されておらず，成功率は低くなる傾向にある．

表1　全症例の抜歯数（n＝163）

	抜歯数／治療歯数	抜歯率
5年経過時	9/163	5.5%
10年経過時	37/112	33.0%
15年経過時	40/ 90	44.4%
20年経過時	33/ 60	55.0%

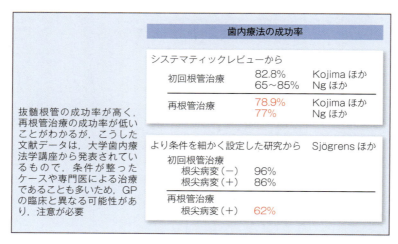

図1　文献から得られる歯内療法の成功率（阿部2012[1]より）

前述したように，確定診断のためには，マイクロスコープによる視診と，CBCTでの検査が欠かせない．当院のマイクロスコープの導入は2000年，CBCTの導入は2008年である．また，歯根破折歯の治療は，i-TFC根築1回法で行うことを基本としているが，システムがほぼ完成したのが2007年である．

また，2006年以降は，MSBパックや再生療法を併用した再植法の術式が完成し，成功率はより向上しているものと考えている．

表2 治療時期別にみた抜歯数（n = 163）

治療時期＼経過年数	5年経過時 抜歯数／治療歯数	抜歯率	10年経過時 抜歯数／治療歯数	抜歯率	15年経過時 抜歯数／治療歯数	抜歯率	20年経過時 抜歯数／治療歯数	抜歯率
1996年以前	3/60	5.0%	20/60	33.3%	29/60	48.3%	33/60	55.0%
1996年6月〜2001年5月	2/30	6.7%	8/30	26.7%	11/30	36.7%		
2001年6月〜2006年5月	2/22	9.1%	9/22	41.0%				
2006年6月〜2011年5月	2/51	3.9%						

3. type M-I〜M-V分類別にみた歯根破折歯治療における抜歯数

難易度分類（typeM-I〜M-V）別にみた抜歯数を，治療時期ごとに示す（**表3〜7**）．typeM-IV（口腔内接着法＋再植法）の術式を開始したのは2006年以降であるので，それまでには存在しない症例群である．

以上に加え，2006年以前は，治療法の開発のための試行錯誤もあり，前述したように現在なら適応外として抜歯とするケースでも，受療者の要望を受け，治療対象としてしまった場合もあった．それが治療成績の悪化に結びついていることも考えられる．

なお，この分類に基づき適切な治療を行えるようになったのは最近のことであり，typeM-IおよびtypeM-Vについては症例数そのものも少ないので，今後も追跡調査を行い報告したいと考えている．

1） typeM-I

type M-Iは治療は容易だが，歯槽骨縁上で割れるというケースは多くない．ただし，治療成績は非常に良い（**表3**）．

表3 typeM-Iにおける抜歯数（n = 11） ※：治療例なし

治療時期＼経過年数	5年経過時 抜歯数／治療歯数	抜歯率	10年経過時 抜歯数／治療歯数	抜歯率	15年経過時 抜歯数／治療歯数	抜歯率	20年経過時 抜歯数／治療歯数	抜歯率
1996年以前	0/4	0.0%	0/4	0.0%	0/4	0.0%	0/4	0.0%
1996年6月〜2001年5月	※		※		※			
2001年6月〜2006年5月	0/2	0.0%	0/2	0.0%				
2006年6月〜2011年5月	0/5	0.0%						

2) typeM-II

type M-IIは，早期に対応できれば成功率は高い．しかし，2001～2006年の処置後5年までの抜歯率の高さは，CBCTでの診断が行われていなかったことにより，適応症でないものまで無理をして保存していたのではないかと考えている．2006～2011年の治療例については，診断・治療が適切に行えるようになっており，好結果を得ている（**表4**）．

表4　typeM-IIにおける抜歯数（n＝60）

経過年数 治療時期	5年経過時		10年経過時		15年経過時		20年経過時	
	抜歯数／治療歯数	抜歯率	抜歯数／治療歯数	抜歯率	抜歯数／治療歯数	抜歯率	抜歯数／治療歯数	抜歯率
1996年以前	1/21	4.8%	6/21	28.6%	10/21	47.6%	11/21	52.4%
1996年6月～ 2001年5月	0/6	0.0%	1/6	16.7%	1/6	16.7%		
2001年6月～ 2006年5月	2/10	20.0%	5/10	50.0%				
2006年6月～ 2011年5月	1/23	4.3%						

3) typeM-III

type M-IIIについても，type M-IIと同様，診断の限界があったものと考える．また，現在，歯根外側の処理については，超音波切削機による掘削を行っているが，これを導入したのも2010年以降であり，取り付けるFFファイルについても，数々の試行錯誤があった．現在はFFファイルも最適なものが選定でき，必要十分な掘削が行えるようになって，2011年以降の治療成績が上がっている（**表5**）．

表5　typeM-IIIにおける抜歯数（n＝21）

経過年数 治療時期	5年経過時		10年経過時		15年経過時		20年経過時	
	抜歯数／治療歯数	抜歯率	抜歯数／治療歯数	抜歯率	抜歯数／治療歯数	抜歯率	抜歯数／治療歯数	抜歯率
1996年以前	1/10	10.0%	4/10	40.0%	6/10	60.0%	8/10	80.0%
1996年6月～ 2001年5月	※		※		※			
2001年6月～ 2006年5月	0/4	0.0%	2/4	50.0%				
2006年6月～ 2011年5月	0/7	0.0%						

4) typeM-IV

前述したように，2006年以降に行っている新しい治療法である．症例数は少ないが，歯根形態の見極めがCBCT検査で正確にできるので，手をつけてから抜歯に苦労するということはない．歯根膜を傷つけないように，時には回転させての再植なども含め，乾燥に注意すれば経過はよい．

表6　typeM-IVにおける抜歯数（n＝8）

経過年数 治療時期	5年経過時		10年経過時		15年経過時		20年経過時	
	抜歯数／治療歯数	抜歯率	抜歯数／治療歯数	抜歯率	抜歯数／治療歯数	抜歯率	抜歯数／治療歯数	抜歯率
1996年以前	※		※		※		※	
1996年6月～ 2001年5月	※		※		※			
2001年6月～ 2006年5月	※		※					
2006年6月～ 2011年5月	0/8	0.0%						

5) typeM-V

type M-Vは63症例と症例数は多いが，これは歯根破折が放置され，分離に至って保存を望んで転院してきた受診者である．歯根破折を主訴とする新患の大半がtype M-Vである．当然ながら，type M-IVまでと比べ経過はよくないが，これは本来適応外と診断しても，受療者の「短期間でもよいから」という願いに押され着手してしまったものも少なからず含まれるためである．今後の検討課題である．

表7　typeM-Vにおける抜歯数（n＝63）

経過年数 治療時期	5年経過時		10年経過時		15年経過時		20年経過時	
	抜歯数／治療歯数	抜歯率	抜歯数／治療歯数	抜歯率	抜歯数／治療歯数	抜歯率	抜歯数／治療歯数	抜歯率
1996年以前	1/25	4.0%	10/25	40.0%	13/25	52.0%	14/25	56.0%
1996年6月～ 2001年5月	2/24	4.2%	7/24	29.2%	10/24	41.7%		
2001年6月～ 2006年5月	0/6	0.0%	2/6	33.3%				
2006年6月～ 2011年5月	1/8	12.5%						

4. 最新5年間（2011年6月～2016年6月）の臨床成績

2011年までの臨床成績について述べたが，それ以降は，歯根破折の治療を求めてインターネットなどで調べて来院する新規受診者も多く（19頁参照），したがって症例数も増加している．そのためもあって，最近は筆者以外の勤務歯科医師も歯根破折歯の治療に取り組んでいる．

5年未満の経過であるので当然とも言えるのだが，現在の所抜歯数は0である．

これは，前述したように，マイクロスコープでの視診，CBCTでの確定診断，type別の治療法が整理できたことによる適切な治療法の選択，マイクロスコープ下での正確な処置ができることによると考えている．

この5年間の治療歯数は93歯であり，type別にみると，type M-I：9歯，type M-II：32歯，type M-III：16歯，type M-IV：16歯，type M-V：20歯，となっている（**表8**）．

歯根破折を主訴とする新規受診者も多いが，特筆すべきことは，メインテナンスでの「歯根破折リスク歯のチェック」が，医院として定着しているので（68頁参照），type M-IIを適用できる症例を手がけることができ，早期対応による望ましい治療ができるのは，患医双方の喜びである．

表8　type別総治療歯数（2011年6月～2016年6月）

	type M-I	type M-II	type M-III	type M-IV	type M-V
治療歯数	9	32	16	16	20

第6編 type M-I〜type M-V 症例とその術後経過

Column 9 スーパーボンドの長期臨床評価

眞坂信夫

　当院にて，破折した歯根を抜歯後，スーパーボンドおよびファイバーポストにて修復し再植．その13年後に歯周病で抜歯となった歯牙を，光学顕微鏡およびSEM観察した．
　修復した破折部の接着状態，およびファイバーポスト／スーパーボンド／象牙質における接着状態について考察した結果を報告する．

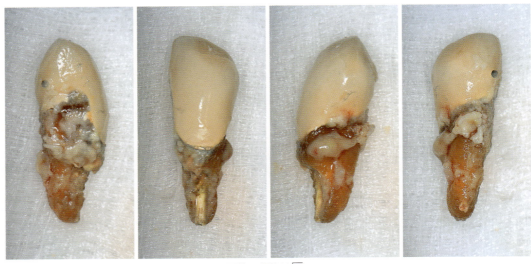

図1 抜去歯．受療者は，抜歯時91歳4カ月，男性．部位は|3．

◆ 観察結果

　抜去歯を割断し，ⓐ〜ⓗの観察部位を定めた．

① 破折歯根修復部（ⓐ）の接着状態は，SEM観察のための乾燥処理によって発生したと認められるクラックが散見されたものの，比較的良好に接着していることが確認された．クラックの発生は，樹脂含浸層の象牙質側から破壊されていた．象牙質自体の劣化，または表面処理材グリーンによる過脱灰が原因と推察された

② スーパーボンドとファイバーポストの界面で剥離した部分は認められなかった

③ スーパーボンドと根管象牙質との接着（ⓑ，ⓒ）も，破折部と類似の乾燥処理によるものと推察されるクラックが認められた

④ ファイバーポストはスーパーボンドによって根尖部から接着がなされていた．しかしながら，根尖象牙質の乾燥が激しく，根管の変形とスーパーボンドと歯根部の剥離が生じていた．ちょうど剥離／接着の境界にあたる部位（ⓓ）の剥離周辺の状態は，ⓐ〜ⓒに認められたクラックと類似の様態を示した

⑤ 破折した歯根の接着部位（ⓕ〜ⓗ）は，比較的歯冠象牙質に近く，その接着状態は，クラックの発生は認められず，非常に良好な接着状態を示した．乾燥処理の影響は，根尖に向かうほど厳しくなることは知られているが，今回の接着状態においても，SEM観察のための乾燥処理の難しさを再確認する結果となった

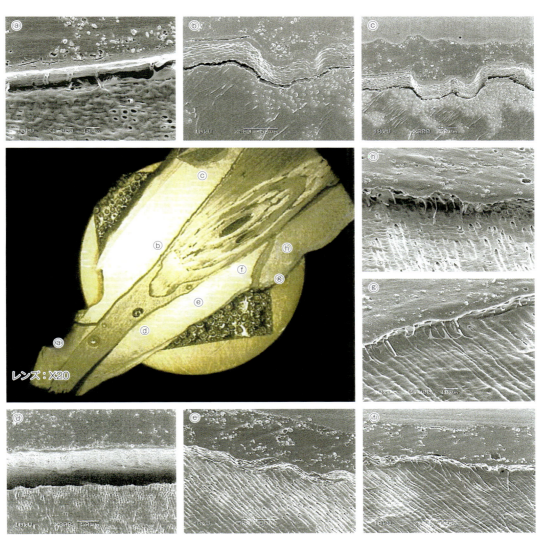

図2　移植歯切断面

◆ 考察

　全体的な接着状態の評価としては，乾燥によるクラックの発生は散見されたものの，抜歯され乾燥処理をされる直前まで良好な接着状態であったものと考えている．

　なお，歯根長2/3までの歯根象牙質のクラック部位に焦点を絞ると，表面処理材グリーンでの処理による過脱灰の可能性を否定できない結果となった．表面処理材グリーンでの処理時間はもっと短時間にすべきと考えられる．

*　　　　　*　　　　　*

第7編

次世代の歯科医師に伝えたいこと

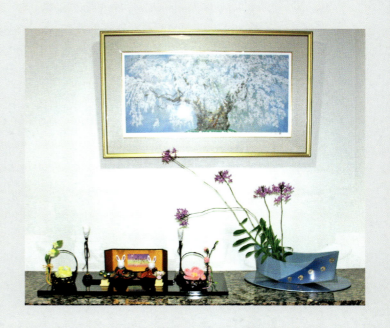

第1章　当院の歩みから

1. 質の高い歯科医療を提供するには

現在の日本は国民皆保険制度であり，

① 誰もが制約なしの医療機関選択が可能
② 国民すべてを公的医療保険で保証
③ 安い医療費負担で高度な医療を提供
④ 社会保険方式を基本としつつ皆保険を維持するため公費を投入

この4点を維持する制度は，世界に冠たる素晴らしい制度である．

しかし，歯科においては長い間「低点数による，質の保証がない数こなし診療」を変革することができず，これが今日の歯科医療界の不活性化につながっている．数をこなせば収入が増える出来高払い制度に甘え，歯科医療の価値を高める制度改革を怠ってきた歯科医療界の責任がここにある．

加えて，日本は超高齢時代に突入し，医療費の著しい膨脹が大きな課題となっている．高齢化の進展に伴い，増え続ける社会保障費を賄うための国債発行が続いて，国の借入金が今や1,053兆円となり，国民一人当たり830万円と報告されている（2016年6月末時点）．

このため，政府は医療費の膨脹を抑制するために，医科においては入院日数の抑制を，薬剤においてはジェネリック薬の使用を，歯科においては低点数維持を進めているが，この歯科の保険点数は1961年に設定されて以降，その後の経済成長に見合った増点はなく，現在の専門性の高い新技術を展開するには，極めて難しい状況にある．

自然治癒作用のない歯の修復治療には技術格差が大きく出るため，出来高払いの保険制度では治療歯数が多い質の低い処置内容に基準を置かざるをえなかったためである．このため，歯科医療の社会的価値は低くなる一方で，本来，国民に大きく貢献できるはずの歯科医療がその価値を理解されない状況となっている．

本来「食は生命の根源」であり，「咀嚼は頭脳活性化の根幹」である．保険診療で現在行われている旧態の治療法から専門性の高い新技術治療法に変革すれば，多くの国民が長期にわたり，人間本来の姿を良好に維持することが可能となる．

これからの超高齢時代において質の高い歯科医療を国民に提供できれば，要介護者を減らし，QOLを高めるに留まらず，それ以上に高齢者を元気にすることが，政府の医療費の抑制に繋がることは疑う余地がない（図1, 2）．

そこで，われわれ歯科医療従事者の責務は「質の高い歯科医療は長期経過で評価すれば，時間と費用の無駄をなくし，歯が失われず，高齢者が健康的に快適に過ごせることで医療費の増加を抑制できる」これを実証することである．

そのためには，高質歯科治療の臨床データを蓄積し，それを活字媒体やインターネットなどに公開し，質の高い歯科医療の価値評価を上げることで，歯科医療の低額医療費政策を変える基盤を作ることではないだろうか．

この目的を実現すべく，取り組みを始めているが，それについては第2章を参照されたい．

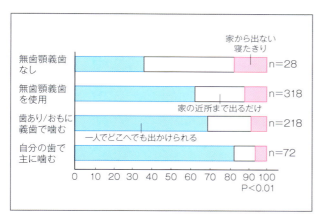

図1 高齢者の歯の状態と日常生活の状態[1]

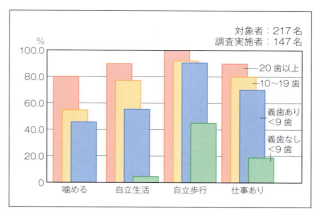

図2 尾道市80歳実態調査[2]

2. 当院の取り組み

　当院は1970年に横浜市の綱島に9坪の医院を開設したのが始まりで，1年半後に世田谷区の自由が丘に移り，さらに現在の自由が丘の医院は移転三度目の医院である．また，1979年から1991年までの12年間は，川崎市に分院を併設していた．そして，2016年10月に，現開業のビル内にメインテナンスルームを新設した．

　筆者は医院継承者ではなく，開業からの46年の歴史ではあるが，この間，歯科医療界の多くの変化を経験し，これにより医院の在り方も大きく変わってきた．

　時代が変わり，社会の要求が変われば，医療サービスの形も変えて行かなければならない．しかし，サービスの形が変わっても医療の本質が変わるわけではない．本質はただ一つ，私たち歯科医療に従事する者は，歯科医療を通じて受診者に安心とさらには喜びを提供し，その喜びの姿を通して歯科医療人であることの喜びを思い起こせることであろう．

　ごく当たり前のことでありながら，これを実践することは現在の保険医療制度の下ではなかなか難しい．「歯科医師である前に人間であれ」これは大学教育で教わったことである．しかし，大学を卒業してからは，そのもう一つ前段階に「保険医である前に歯科医師であれ」と常に自分に言い聞かせなければならない実態があった．

　大学で教わったこと，その後の学びによって手中にした知識や技術をそのまま保険診療の場で活用できないこと，これは現在においても多くの若手歯科医師が最初に受ける試練であろう．

　理想と現実の間には常に大きなギャップが存在する．しかし，これは歯科医療界に限ったことではない．大切なことは常に現在より向上しようとする心であり，改善のための工夫である．

　ともすれば妥協したくなる日常臨床で，常に初心を忘れることなく，夢を持ち続けたい．その目的達成のために，1990年に規模も拡大し，チェアも3倍の6台の現在の歯科医院をオープンした．

　その開設当時のコンセプトは以下のようなものだった．

① 歯科医師不足時代から歯科医師過剰時代に変わった．したがって，一人の受診者に十分時間をかけた治療を行えるようになった
② 生活が豊かになり，受診者の求める歯科治療の質が高くなった．制限診療に満足できない受診者に応える必要がある

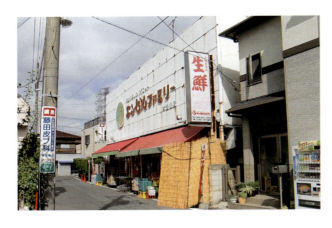

図3　1970年7月に開設した9坪（30m²）の診療室は，このスーパーマーケットの2階だった

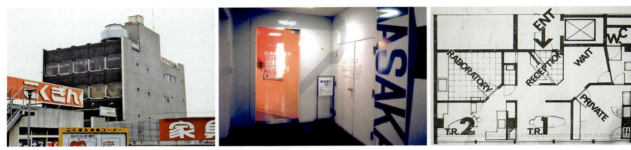

図4　1972年4月に移転した自由が丘南口駅前の診療室は，6階の15坪（50m²）で，ユニット2台であった

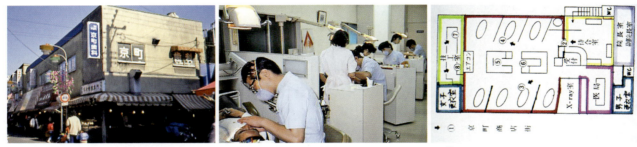

図5　1979年4月，保険診療の質を確保する目的で川崎の京町商店街に57坪（190m²）の京町分院を開設
　　設備投資節減を意図して，ユニット4台を含め，診療器材・材料約$70,000（14,000,000円）相当分を個人輸入で賄う

③　受診者の精神的負担，時間的負担，経済的負担を軽くすることに最大限の気遣いができるアメニティとマネージメントを構築する
④　歯科治療には複数の選択肢があるが，最終的に定まる適性治療は一つである．治療方針が医療制度で左右されるべきではない
⑤　「失われた永久歯は再生しない．補綴物は再作製できる」という診療理念の下に，受療者に義歯を必要としない人生を全うしていただけるよう，生涯お世話できる体勢を作る
⑥　歯科医師一人の対応では知識，技術，体力に限界がある．予防指導から矯正，インプラントと幅広く，そのうえ，一生涯のお世話となると組織での対応が必要である．組織対応でありながら個人対応以上の木目の細かい医療サービスの可能な態勢を作る

　このようなコンセプトで始めて早16年が経過した．今に至ってもなかなか思うように事は運ばないが，長年通院してくださっている受療者と，歯根破折を主訴として来院して下さる新規受診者，そしてすばらしいスタッフに支えられて，充実した診療を行う毎日である．

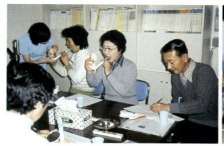
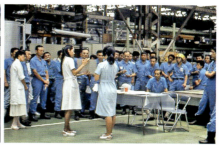

図6 京町分院ではブラッシング指導や企業対象の口腔管理指導に力を入れた

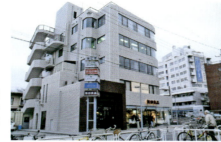
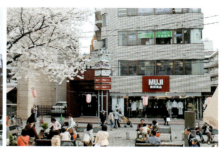

図7 1990年5月に保険診療と自費・自由診療併用システム構築をテーマとして移転した現在の医院．右は16年後の現在の様子

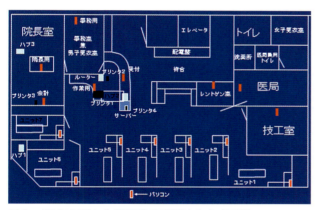
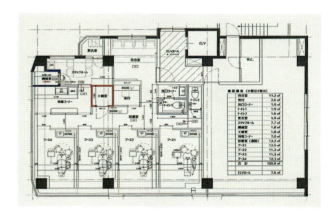

図8 16年経過した現医院の環境は大きく展開
　2016年10月に医院（3階：左図面）の上階（4階）にメインテナンスルームを増設（右図面）

3. 臨床研究

　筆者は，1966年に大学を卒業後，母校の歯科理工学教室に入局した．当時は新しい補綴への取り組みが多々なされており，おのずと，支台歯形成，印象，鋳造，陶材焼成などに興味が向き，最初の10年間はこれらの精度を臨床的に満足させるためのシステムづくりが最大のテーマであった．

　あわせて，丸森賢二先生の主宰する「横浜歯科臨床座談会」に入れていただき，筆者の臨床の基礎はほとんどここで培われたように思う．教えを受けた丸森先生をはじめ，会員の皆様に改めて感謝している．

　しかし，臨床の精度追求をやればやるほど，接着力がなく，唾液に溶解する無機セメントで構築された歯冠修復法に疑問をもつようになり，これが1980年からの接着性レジンの臨床導入につながった．

第7編　次世代の歯科医師に伝えたいこと

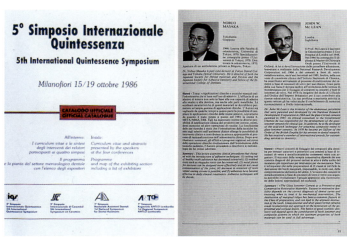
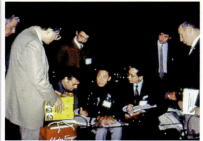

図9　1986年10月．第5回クインテッセンス国際シンポジウム（イタリア・ミラノ）において，破折歯接着保存を報告
高名なマクリーン先生の前に発表させていただいたこと．そして，発表終に文献でよく見ていた多くの欧米の歯科医師からに質問を受ける．世界的に高名な桑田正博先生に通訳をしていただいた

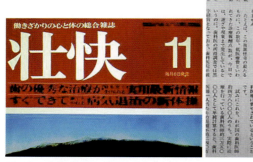

図10　京町分院を開設するきっかけとなった1980年11月の雑誌『壮快』の取材記事

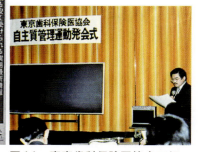

図11　東京歯科保険医協会で行った自主質管理運動
この運動は3年で取り止めとなったが，現在の保険診療と自費・自由診療の併設システムを考える契機となり，これが大きく展開する状況下にある

　その後の10年は接着歯学の臨床活用が主テーマとなったが，とりわけ，この過程の中で，接着性レジンの歯髄に対する安全性を病理学的に確認できたことが大きな収穫であった．これにより，有髄歯を含む全ての症例に安心して歯冠修復を行える基盤を確立できたものと考えている．
　歯を失う原因となる二次齲蝕，脱離，歯根破折など，最も歯科医師が不名誉とするトラブルは，接着技法の活用でなくすることができる．「抜歯は歯科医学の敗北」との思いで，将来，ますますその価値を高めていくであろう接着歯学の臨床面での可能性の追究が1990年代の主軸となっていった．
　そして，2000年代には，i-TFCの器材の開発とシステムづくりの基礎が芽ばえ，これが歯根破折歯治療への積極的取り組みにつながっていった．
　そして最近は，終末期を視野に入れた前期高齢者への医療システム，インプラント治療，そして歯根破折歯の早期診断へと，医院の進化は今も続いている．
　また，次頁で述べる，受療者の歯を守るメインテナンスシステムをよりきめ細かく行うためのシステムづくりも，最近，ようやく望んでいた形に近づけることができた．

4. 保険診療と自由診療

　最初の綱島時代はわずか9坪の狭い簡素な診療室だったが，歯科医院が少ない時代で，多くの受診者に来院していただいた．当時は診療拒否，子どもを診ない，急患を診ない，領収書を発行しないなど，社会からの批判も多く，押し寄せる受診者を前に，もうすこし落ち着いて一人ひとりの受療者に向き合う，精度の高い診療を行いたいと考え，転院を決心した．

　自由が丘というのは，バックに高級住宅地をひかえており，恵まれた診療をさせていただけた．固定性の補綴物，メタルボンドやオールセラミッククラウンなども，スムーズに受け入れる土壌があり，いわゆる自由診療が成り立ち，新しい技術や器材について学ぶ時間，設備の導入などを行うゆとりをもつことができた．

　当時の筆者は，保険診療ではなく，自由診療できちんとした治療を行いたいと考えていた．

　しかし，では保険診療を否定してよいのかと考えると，医科については自分も含めて多くの恩恵を受けているすぐれた制度であり，いろいろな矛盾や不満はあるものの，これを離脱して歯科がやっていけるのかと考えると，それはできそうもない．そして，「保険はだめだ」と言いながら，保険制度のなかで一所懸命やったことがあっただろうかと反省した．そこで，保険制度での限界のようなものを実体験しようと思い立ち，前述した川崎で保険診療の分院を立ち上げた．

　最初は，糊材による根管充填でもポイントを1本入れて，診療拒否もなく，金銭トラブルもなく，ニコニコ気持ちよくやれればと思っていたのだが，「それ以上のことができるのに質を落とす」というのはなかなかできるものではなく，自由が丘と同じ治療になってしまって採算ベースが合わない．筆者は無給で，スタッフにも無駄の排除と省力化を徹底してもらったものの，それにも限度があり，毎月の赤字補填を自由が丘の収入からしていた．

　そこでの結論は「質をどこに設定するか」で，筆者としては最低限これだけは譲れないという線があり，それを保険点数の中でやるのは困難で，12年後に閉院した．

5. メインテナンスルームの開設

　現在の診療室の受療者は，自由診療での補綴装置装着者が多い．当院では補綴装置については最低10年維持を目的としているが，それにはメインテナンス来院が欠かせない．

　そこで中心になるのが，歯科衛生士である．担当制とすることで，受療者との信頼関係も深まり，「変わりのないこと」を喜び，安心して，楽しみに来院してくださる方々が数多く，われわれのやりがいになっている．

　しかし，歯根破折歯の保存を主訴とする新規受診者も多く，勤務歯科医師も常勤・非常勤をあわせて8名おり，チェアの数が慢性的に不足ぎみとなっている．そして，メタルポストの入っているリスキーな歯の管理をする場合，半年に一度の定期検診を行うようになって，いっそうメインテナンスでの受療者の受け入れが難しくなってきたため，同じビル内の一つ上階にメインテナンスルームを開設した．現在の歯科衛生士は常勤・非常勤あわせて9名である．

　メインテナンスルームの構成は，チェア4台で，うち1台は歯科医師が使用し，デンタルX線写真の撮影室もあり，再動機づけ，診査，プロフェッショナルトゥースクリーニング，歯根破折のハイリスク歯のチェックなどを行っていく．

　生涯，ご自身の歯で美味しく食べるためには，歯を失わないことである．幸い齲蝕や歯周病での歯の喪失は，歯科医療の進歩とセルフケアの向上によって減少しつつあり，加えて歯根破折による抜歯に備えるためにもメインテナンスの重要性は今後より増大する．

第2章 今後の歯科医療のために

1. 勤務医から開業へ

　現在の歯科治療は，歯内療法，歯周治療，補綴，接着治療，インプラントなど，学ぶべき点が多く，なかでも前4者については，研修医時代から数年のうちに身につけたい．

　勤務医として働く際には，記録をきちんととり，行った治療についてメインテナンス来院でフォローしている医院を選んでほしい．

　そして，開業に際しては，なるべく予算を抑えることをすすめたい．なぜなら，現在は年齢や後継者がいないために閉院する医院や，筆者のように移転開業する場合など，「居抜き」物件もあるし，一生モノというより，自身の成長によって二度目の医院像を考えていってはどうかと思うのである．

　開業して数年は，小規模な医院で，自身の知識や技術磨きに努め，まずは5年の維持保障をすることを目標とし，保険治療をベースとしながらも，それに縛りつけられるのではなく，「なすべきことをなす」という気持ちでそれぞれの受療者にとって望ましい治療を提供すべきである．

　再治療を繰り返してきた受療者は，低質な医療を望まない．高いレベルの歯科医療は，時間が経過するなかで評価が高くなる．そのためには，術後経過をフォローし，施術の責任ももたなくてはならない．

　経済は追いかけると逃げていく．反対に，なすべきことをなし続けていれば，経済はついてくるものである．

　繰り返しになるが，質の高い歯科治療は，時間と費用の無駄もなく，なにより歯を失うことがない．このことが受療者に理解されれば，医院経営は安定する．

　30代は頑張りの時なのである．であるから，無理な借金のために目先の利益に走らないために，可能な限り「余力」を残しておいてほしいのである．

　医院の姿勢が伝わり，信頼を得るまでには，やはり数年の月日が必要であろう．

2. メインテナンス受療者を大切にする医院づくり

　第1章で筆者の取り組みを述べたが，46年余の開業医としての日々を振り返るとき，「歯科診療はやり甲斐のある楽しい仕事」であり，この喜びを次世代に伝えることが，残された人生の責務だと考えている．

　歯科医療は，受療者の方々と長い間，そして時に家族ぐるみのかかわりとなる．生涯にわたるかかわりのなかで，疾患を生じさせない一次予防が理想であるが，実態としては，治療の終了後，修復物の維持耐久性をよくし，問題点に早期に対応し，歯を失わせない二次予防が中心となる．

　開業当初は当然ながら経営が心配であるが，記録をとり，メインテナンスを主として担当する歯科衛生士をぜひ育てていただきたい．

　現在は，フィルム代を気にせず撮影できるデジタルカメラも入手しやすい価格であるし，すぐれた記録システムも市販されているので，ここには投資してほしい．そして，記録をきちんと保存していくことが，信頼の基盤となることを心に留めてほしい．

3. 初診時の対応

　開業当初は，保険診療を望む受療者が半数を占めることと思う．しかし，保険診療のみで質の高い歯科治療を提供するには無理のあることは，筆者自身の体験からも明白である．

　となれば，自ら受診者に働きかけなければ望ましい診療は行えない．受診者と互いの価値観のすりあわせを行う時間を惜しんではならない．

　そのスタートが初診時で，保険の範囲内での治療を望むのか，自由診療となっても質の高い治療を望むのかを明確にすることである．

　そのためには，どちらにも対応できる診査・診断のフォーマットを整備し，最も適切な治療計画書を提示できる環境を構築しなくてはならない．

　そして，保険診療内でという希望であれば，その範囲内で全力を尽くすが，時間・費用・材料・治療法などの限界のあることを明示する．

　高い質の治療を選択した場合には，自費の治療費で保険治療部分の質を確保する．

　これは当然ながら，施術者が自由診療に値する治療が提供できることが前提にある．

4. 歯根破折歯治療のすすめ

　第1編で述べたように，メタルポストの装着者は多い．そして，歯周病や齲蝕による喪失歯は減少傾向にある．また，歯の健康が全身の健康に大きく寄与する点についても理解がすすんでいる．そんななかで，なんとか抜歯を避けたいという歯根破折を主訴とする新規受診者も来院するであろう．

　そうした新患の歯根破折症例は，大半がtypeM-Vと思われるが，最初はトライアルケースとして対応し，テンポラリークラウンで経過を長めにみて，成功したら自費診療という形で経験を積んではどうか？　また，保存の適応外であれば，それをきちんと伝え，それでもトライしたいという場合は，経験を積ませていただくということで，相互協力をするのもよいかもしれない．

　CBCTも，撮影してくれる施設を探しておけば，当初は間に合うだろう．歯根破折の治療の場合，保険外診療となることは説明しやすい．適応症かどうかをしっかり診断してほしい．

　一度，歯根破折を経験した受療者は，早期治療の大切さを十分認識して，熱心なメインテナンス受療者となってくれる．歯周病や齲蝕のチェックに加え，より医療サイドの診断の重みのある歯根破折の診査は，来院の意味づけの点でも有用である．

　さらに，治療が成功すれば，医院への信頼も増し，周囲の人々にも「割れた歯が使えている」ことを伝えてくれるもので，自由診療への橋渡しとなる．今後，一人でも多くの歯科医師が歯根破折治療に参画し，1歯でも多く抜歯から救ってくれることを願っている．

　当院の診療理念は「一歯一生・一生一歯」．受療者の方々が，快適な食生活と健康的な美しさの維持により，心豊かな日々を過ごせるよう，1歯1歯を大切に生涯にわたり維持していくために，今後も全精力を投入していく所存である（図1）．

5. PDM21(Professional Dental Management 21 century)構想

　前述した「高質な歯科治療の臨床データを蓄積し，それをインターネットで公開し，質の高い歯科医療の価値評価を上げることで，歯科医療の低額医療費政策を変える基盤を作る」ことを目指して，PDM21を立ち上げた．評価基準は最低でも5年単位となるため，時間を

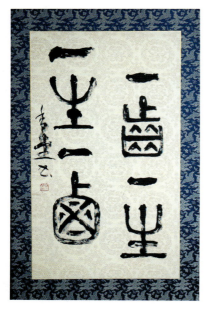

図1　筆者の診療理念

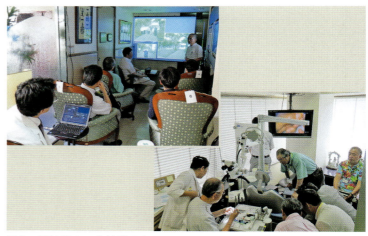

図2　PDM21の実技講習会
画像処理，CBCTの操作法，マイクロスコープなどの実際を見てもらう

必要とするが，結果は期待できる．

　そこで私たちが提案する保険医療制度の改変を目的とした活動であるが，それには，以下の5つの課題を成り立たせることが必要と考えている．

① 保険診療で可能な範囲内は保険診療で行い，質が確保できないところは自由診療を併用する
② 破折歯治療は自由診療となるため，まずはこの治療法で保険診療と自由診療の併用システムを確立する
③ 質を確保した治療内容とその結果をデータ化し，質の高い歯科治療が時間的・経済的に得策であることが国民に理解できるようにする
④ 集計データをインターネットで公開することで，歯科医療制度へ質の確保を導入する施策の利点が国民に理解できるようにし，国民がその導入の要望を政府に求める基盤をつくる
⑤ 厚労省に保険診療と自費・自由診療の併用システムが超高齢時代の医療費削減に大きく貢献することをデータで提示し，将来的に質の保証を導入した保険制度を検討する課題をつくる

　これまで，歯根破折歯を1歯でも多く救ってほしいと考え，個人企画ではあるが「PDM21」として実技講習会（図2，3）を企画してきたことで，それなりの成果は上げている．このため，ホームページでの他府県からの歯根破折歯保存希望者の問い合わせには，実技講習を受講された先生の医院を対象にしてきたが，最近はこの問い合わせが多く，対応に苦慮している．何らかの総括的に機能できる紹介方法を考えなければならない状況である．

　このため，自信をもって紹介できる，質の保証を維持できる，そして，この質を客観的に評価する機能をもった歯科医療機関のグループを設立することと考えるが，それには，今が最も取り組みやすい条件下にあると捉えている．

　その条件とはなにかを以下に示す．

① 他院で抜歯と診断された歯を保存することはわかりやすく，また，その価値が認められる
② 破折歯の治療法がまとまり，自信をもって治療できるようになった
③ 破折歯保存は自由診療であるため，保険診療との規約を遵守した併設法が必要となる
④ 破折歯保存を経験した受療者は，破折予備軍の歯の定期診査を喜んで希望する
⑤ インターネットの普及で情報伝達が容易に行えるようになった
⑥ 歯根破折歯治療を希望する受診者はインターネットで探しまわる方が多い
⑦ 受診者が望む治療法の質，費用，治療期間，治療内容の保証を明確にWebで提示できる

```
増加する歯根破折歯への対応

10:00～12:30（講義）
 1. 受診者に喜ばれ医院を繁栄させる歯根破折歯の接着治療
   ① 歯根破折歯の接着保存は破折初期段階ほど治療が容易
   ② 歯根破折歯治療を確かなものにするCBCT
   ③ 保存が容易な破折初期を診査する定期検診
 2. 歯根破折を予防し歯内療法の治療効率を高めるi-TFC根築1回法
   ① 歯根破折を引き起こさないi-TFCシステム
   ② 根築1回法は歯内療法を変革する
   ③ 使用材料の説明
 3. 私の経営理念と運営施策
   ① ITシステムによるマネージメントの実際
   ② 保険診療・自費診療・自由診療を矛盾なく並立させる要点
 4. スーパーボンドの特性とその使いこなし（サンメディカル研究部）

12:30～13:20（昼休み）
13:30～15:00（ユニットサイドでの説明）
 1. 画像システムを活用した診査・診断・治療計画の実際
 2. 模型による歯根破折歯の接着治療とi-TFC根築1回法のデモ
 3. 模型による歯根破折歯の接着治療とMSBパックのデモ

15:00～16:30（ユニットでの実習）
 1. 模型による歯根破折歯の接着治療とi-TFC根築1回法の実技
 2. 模型によるMSBパックの実技

16:30～17:00（質疑応答）
```

図3　PDM21の実習を含む研修の一例

そこで，その具体的施策として，以下のようなことを考えている．

1） 保険と自費・自由診療の並立を受診者に喜ばれるシステムとして構築できる医院を増やす目的で研究会を設立する

① 研究会をホームページで紹介する（破折歯治療を基準に設定）．
② 質の確保のため推薦医制度を設立し，資格審査制度を設ける．
・資格審査の基盤は症例報告とし，この症例検討会はWeb会議で行う．
・推薦医は破折歯治療の結果を集積し，統計報告を行う義務を負う．
・推薦医の資格維持は症例報告，ならびに，受診者アンケートと苦情受け入れを基盤とする．
・推薦医は研究会で設定した治療計画書を使用し，症例カルテ・画像の保存義務を負う．

2） 歯根破折予備軍の定期診査システムを構築する

破折予備軍をマーキングして6カ月点検を行うことで，治療が容易な早期治療を行いやすくする．この提示は受療者に喜ばれ，同時に医院経営を安定化する．

3） 歯根破折歯治療の民間保険による保険制度の設立

これから増える一方の破折歯を定期的維持管理と早期診断で抜歯を少なくするための民間保険制度を設立する．破折予備軍を視野に入れた定期検診と，この定期検診を条件に入れた保険制度を設立することは，国民と保険会社，双方にとって利益の大きい制度をつくることができる．

索 引

和 文

あ
新しい支台築造　24
アーチファクト　62, 63

い
意図的抜歯　25

か
ガッタパーチャポイント　34

き
基底板　58

こ
口腔外接着法　82
口腔内接着法　82
口腔内接着法＋再植法　83
口腔内接着法＋フラップ手術　83
国民皆保険制度　176
根管形成　36
根管消毒　46
根管貼薬　46
混和ラジオペーク　48

さ
再根管治療　12, 44
再（再）根管治療　44
再生療法　116
最大咬合力　19
細胞毒性　56

し
歯根端切除術　25
歯根膜の破壊　80
歯槽骨の破壊　80
失活歯の再治療　10
失活歯の利用頻度　10
歯肉切除　82

す
水酸化カルシウム　25
スーパーボンド　25, 30, 56, 156

せ
生体親和性　56
生理食塩水　118
接着封鎖性　57
接着臨床研究会　24
説明用文書　91

た
弾性係数　11

ち
鋳造支台築造　24
治療計画書　91

て
デブライドメント　82
デンタルX線検査　62, 64
テンポラリークラウン　21

は
バイオフィルム　25
ハイブリッド層　57
把持鉗子　98
破折予備軍　185
パラファンクション　20

ふ
フェルール　32
不適切なメタルポスト　10
プローブによる診査　62, 64

へ
ヘミデスモゾーム　58
偏心投影　64

ま
マイクロスコープによる診査　62, 70
眞坂の分類（type M-I～M-V）　86, 96, 102, 108, 114, 122

み
ミラーテクニック　36

め
メンブレン　59, 121

よ
横浜歯科臨床座談会　179

り
リバスクラリゼーション　46

欧 文・数 字

数字
3Mix　25
4-META/MMA-TBBレジン　12, 25, 48

C
CBCT検査　62, 72

F
FRPスリーブ　24
FRPポスト　24

I
i-TFC根築1回法　32, 44
i-TFCシステム　27
i-TFCスリーブ　38
i-TFCポスト　38

M
MSBパック　48, 110

N
NaOClの接着阻害　47
Ni-Tiロータリーファイル　36

P
PDM21　183

T
TCH　20

U
U字状の破折　78

文献

第1編

【第1章】
1) 丹下幸信，池島久美子，渡辺律子，戸代原孝義，竹下　忠，花村典之．支台築造に関する臨床的観察(1)．補綴誌．1983；27(3)：475-484．
2) 福島俊士．第1章2．支台築造の現状．i-TFCシステムの臨床．第1版．眞坂信夫，諸星裕夫編著．ヒョーロン・パブリッシャーズ，2009；34．
3) 西村　康．第4章3．各種支台築造材料の比較．i-TFCシステムの臨床．第1版．眞坂信夫，諸星裕夫編著．ヒョーロン・パブリッシャーズ，2009；131．
4) 朝日新聞1998年1月25日 日曜版．「歯『抜く・削る』から『接着』へ」．
5) 深川奈緒，橋本　興．第4章1．補綴学的立場からの「i-TFCシステム」の評価．i-TFCシステムの臨床．第1版．眞坂信夫，諸星裕夫編著．ヒョーロン・パブリッシャーズ，2009；115．

【第2章】
1) 財団法人8020推進財団．永久歯の抜歯原因調査報告書．2005．
2) Axelsson P, Nyström B, Lindhe J. The long-term effect of a plaque control program on tooth mortality, caries and periodontal disease in adults. Results after 30 years of maintenance. J Clin Periodontol. 2004；31(9)：749-757.
3) 林　康博．メインテナンス期間中の抜歯数によるサポーティブセラピーの評価．歯界展望．2010；116(5)：776-780．
4) 村松篤良ほか．新しい咬合力測定器について．歯科材料研究所報告．1957；1：101-107．

第2編

【第1章】
1) Goslee HJ. Principles and practice of crowning teeth. 1st ed. The Consolidated Dental MFG, 1903；1-9.
2) Detzner P. Praktische Darstellung der Zagbersatzjybdem Verkag von C. Ash & Sons, 1885.
3) Goslee HJ. Principles and practice of crowning teeth. 5th ed. Dental Items of Interest Publishing, 1923.
4) 天川由美子，福島俊士，坪田有史，渡邉麻美，小林和弘，小久保裕司．装着11年後における支台築造の経過観察．補綴誌．1997；41(98回特別号)：136．
5) 福島俊士，坪田有史．変わりつつある支台築造——支台築造の位置づけ．日本歯科評論．1998；667：58-67．
6) Trope M, Maltz DO, Tronstad L. Resistance to fracture of restored endodontically treated teeth. Endod Dent Traumatol. 1985；1(3)：108-111,．
7) 眞坂信夫．変わりつつある支台築造——変革が必要とされる支台築造法．日本歯科評論．1998；667：54-57．
8) 眞坂信夫，入江英彰．続・変わりつつある支台築造——接着臨床研究会が提案する失活歯支台築造の新システム．日本歯科評論．1998；669：150-159．
9) 眞坂信夫．変革を迫られる支台築造法——問題提起と解決目標．接着歯学．1999；17(2)：105-110．
10) 高橋重雄，平澤　忠，中村正明，西村文夫，西山　實，宮崎　隆．歯科修復物に望まれる物理的・機械的性質の適正値について．歯材器．1997；16：555-562．
11) 野杁由一郎．根尖性および辺縁性歯周炎に関連するバイオフィルムの実態とその抑制法．日歯保存誌．2007；50(6)：648-650．
12) 小林千尋，福元康恵，吉岡隆知，須田英明．超音波吸引洗浄法の開発．日歯内療法誌．2010；31(1)：3-7．
13) 星野悦郎，宅重豊彦．3Mix-MP法とLSTR療法．第1版．ヒョーロン・パブリッシャーズ．2000．
14) 岩谷眞一．リバスクラリゼーションを再考する．the Quintessence．2016；35(3)：84-101．

【第2章】
1) 〔図説〕「i-TFCシステム」による支台築造法．i-TFCシステムの臨床．第1版．眞坂信夫，諸星裕夫編著．ヒョーロン・パブリッシャーズ．2009；38-39．
2) 眞坂信夫，真鍋 顕，飯島国好，坪田有史，諸星裕夫．第2章2．「i-TFCシステム」の支台築造．i-TFCシステムの臨床．第1版．眞坂信夫，諸星裕夫編著．ヒョーロン・パブリッシャーズ，2009；68-69．
3) 眞坂信夫．新しく展開した根築1回法．臨床の達人5 眞坂信夫．第1版．デンタルダイヤモンド社，2010；153-158．
4) 佐々木圭太．漏斗状根管に対するファイバーポスト併用レジン支台築造の補強に関する研究．補綴誌．2010；2(3)：157-166．
5) 眞坂信夫，関屋 亘，米田 哲，眞坂こづえ，福島芳江，岡田常司．根築一回法の臨床成績．接着歯学．33(1)：37-43，2015．
6) 橋本 興，坪田有史．漏斗状ポスト孔の支台築造に関する研究．補綴誌．2002；46(1)：54-63．
7) 青崎有美．ガラスファイバーポストの表面処理法に関する微小引張り試験による検討．日補綴会誌．2011；3(3)：238-247．
8) 時庭由美子，坪田有史，佐々木圭太，北村 茂，野本理恵，平野 進，福島俊士．支台築造用コンポジットレジンとファイバーポスト複合体の三点曲げ強さ―ファイバーポストの直径・本数・配置の違いによる影響―．日本歯科理工学会誌．2010；29(1)：82-89．

【第3章】
1) 橋本 興，坪田有史．漏斗状ポスト孔の支台築造に関する研究．補綴誌．2002；46：54-63．
2) 真鍋 顕．「i-TFCシステム」による新しい概念の支台築造．日本歯科評論．2007；67(7)：99-104．

【第4章】
1) 小木曽文内．再根管治療を考える―そのリスクと対応策―．日歯保存誌．2015；58(3)：179-184．
2) Sundqvist G, Figdor D, Persson S, Sjögren U. Microbiologic analysis of teeth with failed endodontic treatmentand the outcome of conservative re-treatment. OSOMOP. 1998；85：86-93.
3) 岩谷眞一．リバスクラリゼーションを再考する．ザ・クインテッセンス．2016；35：84-101．
4) 小林千尋，福元康恵，吉岡隆知ほか．超音波吸引法の開発．日歯内療誌．2010；31：3-7．
5) 小林千尋．根管洗浄―よりよい治癒を目指して．第1版．医歯薬出版，2012；73．
6) 武本真治，春山明子，松本倫彦，服部雅之，吉成正雄，河田英司，小田 豊．次亜塩素酸ナトリウム処置した象牙質の接着に及ぼす還元剤の効果．日本歯科理工学会誌．2011；30(1)：41-46．
7) 星野悦郎，宅重豊彦．3 Mix-MP法とLSTR療法．第1版．ヒョーロン・パブリッシャーズ．2000．
8) 眞坂信夫．歯髄保存法に有効な4-META/MMA-TBBレジン―その1．接着歯学．1992；10：9-16．
9) 下野正基，井上 孝．接着性レジンに対する歯髄の反応．治癒の病理 臨床編第1巻歯内療法．下野正基，飯島国好編．医歯薬出版，1993；195-212．
10) 井上 孝．下野正基，市村賢一，眞坂信夫．4-META/MMA-TBBレジンと歯髄反応について．日歯内療協誌．1993；14：34-41．
11) 菅谷 勉，加藤 熙．垂直歯根破折による歯周組織破壊と治療法の基礎研究．歯科臨床研究．2001；1：8-17．
12) 眞坂信夫．垂直破折歯の接着保存―接着修復保存症例の長期経過．接着歯学．1995；13；156-170．
13) 下野正基，土谷穩史，正岡孝康，杉澤幹雄，衣松高志，山田 了，橋本貞充．4-META/MMA-TBBレジンは歯周パックとして有用である―接着タンパク発現からの提言―．歯界展望．2009；114：255-267．

第6編

【第6章】
1) 阿部 修．実践歯内療法．医歯薬出版，2012；119．

第7編

【第1章】
1) 新庄文明，岩崎さとみ，安積 宗．歯科保健センターを基盤にした南光町における成人歯科保健事業．日本歯科評論．1986；(530)．
2) 中尾勝彦．無痛デンチャーの臨床．医歯薬出版，2002．

【第2章】
1) 眞坂信夫．歯科医の多くが保険患者を好まない理由．壮快1980年11月号．マキノ出版．

【編著者略歴】

眞坂信夫
（まさかのぶお）

1966年 3月		東京歯科大学卒業
1970年 3月		東京歯科大学大学院修了（歯学博士）
	7月	横浜市港北区大曽根町に眞坂歯科医院開設
1971年 4月		東京歯科大学講師（～2005年3月）
1972年 4月		東北歯科大学講師（～1994年3月）
		東京都目黒区自由が丘に眞坂歯科医院移転
1973年 4月		松本歯科大学講師（～1988年3月）
1979年 4月		川崎市川崎区京町に京町歯科分院開設
1990年 5月		自由が丘医院と京町歯科分院を統合し東京都世田谷区奥沢に眞坂歯科医院移転
1995年 4月		新潟大学歯学部講師（～2005年3月）
1996年 9月		国際インプラント学士会インプラント専門医
2000年 4月		日本歯科大学新潟歯学部講師（～2005年3月）
2001年 9月		日本接着歯学会接着歯科治療終身認定医
2003年 8月		日本歯科理工学会 DentalMaterialsSeniorAdviser 認定医
2005年 4月		日本接着歯学会学会功労賞
2014年12月		日本接着歯学会学術功労賞

主な著書：
『DENTAL MOOK 印象』（編著）医歯薬出版，1988年
『i-TFC システムの臨床』（編著）ヒョーロン・パブリッシャーズ，2009年
『臨床の達人 5 ─接着臨床を究める』デンタルダイヤモンド社，2010年

i-TFC根築1回法による
歯根破折歯の診断と治療　　ISBN978-4-263-46126-6
2016年9月25日　第1版第1刷発行

編著者　眞　坂　信　夫
発行者　大　畑　秀　穂
発行所　医歯薬出版株式会社
〒113-8612　東京都文京区本駒込1-7-10
TEL.（03）5395-7634（編集）・7630（販売）
FAX.（03）5395-7639（編集）・7633（販売）
http://www.ishiyaku.co.jp/
郵便振替番号 00190-5-13816

乱丁，落丁の際はお取り替えいたします．　　印刷・真興社／製本・皆川製本所
© Ishiyaku Publishers, Inc., 2016.　Printed in Japan

・・
本書の複製権・翻訳権・翻案権・上映権・譲渡権・貸与権・公衆送信権（送信可能化権
を含む）・口述権は，医歯薬出版（株）が保有します．
本書を無断で複製する行為（コピー，スキャン，デジタルデータ化など）は，「私的使用
のための複製」などの著作権法上の限られた例外を除き禁じられています．また私的使用
に該当する場合であっても，請負業者等の第三者に依頼し上記の行為を行うことは違法と
なります．

[JCOPY] ＜ （社）出版者著作権管理機構　委託出版物 ＞
本書をコピーやスキャン等により複製される場合は，そのつど事前に（社）出版者著作
権管理機構（電話03-3513-6969，FAX 03-3513-6979，e-mail:info@jcopy.or.jp）の許諾
を得てください．